自律神経の名医が教える

集中力スイッチ

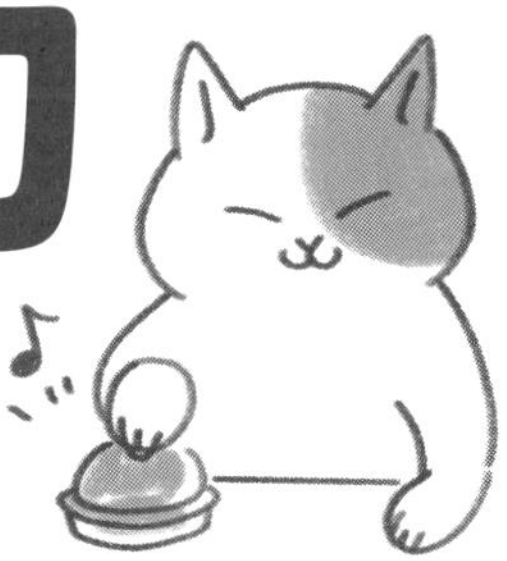

小林弘幸
順天堂大学医学部教授

アスコム

はじめに

私の医師としての出発点は、小児外科医でした。

小さな命をひとつでも多く救いたい――。自律神経の研究を本格的に始める前は、多くの手術現場で日々、患者さんと向き合ってきました。

大人の手術は「定型手術」と呼ばれる、ある程度手順化された方法に沿って手術を進めることができますが、小児外科医が行う0歳から15歳までの子どもの手術の場合はそれが通じないため、難しいとされています。

なぜなら、体格や体重が大人よりもバラバラで、なおかつ体も発達途上のため、術野の確保が難しく、一つひとつの手術がオーダーメイドになってしまうからです。

そのため、手術に向かうときは、大きなプレッシャーに耐える力と、自身の集中力をいつも試されている気がしていました。

集中力の話をするとき、私はきまってある優秀な外科医の手術に立ち会ったときのことを思い出します。

難しいといわれた手術を成功に導いた彼の技術はすばらしく、とても勉強になりました。

しかし、私にとっては手術以外でひとつ、大きな発見がありました。

それは彼の集中力の保ち方です。ひとつミスをすれば取り返しのつかない事態になる極限状態で、普通であれば呼吸が速くなるところを、彼は逆に普段どおりの呼吸を繰り返し、集中力を保っていました。

「息をするのを忘れるほど」という表現があります。

人が何かに熱中する際、息を吸うことすら忘れるほど集中するさまを表した言葉ですが、この言葉に反して、彼はゆっくりとした普段どおりの呼吸で集中し、難手術を執刀していたのです。

じつは集中力は2種類に分けられる

外科医のシチュエーションは極端な例ではありますが、多くの方がパフォーマンスを上げるうえで、「集中力」は欠かせないものと感じているはずです。

ですが私が、「集中力は細かく分けるとふたつに分類できる」といったら、すんなりと理解してもらえるでしょうか。

ではここで、あなたに質問です。

仕事のパフォーマンスを上げるための「集中力」と、アスリートがパフォーマンスを上げるための「集中力」は、同じ「集中力」といえるでしょうか?

結論から申し上げると、答えはノーです。

確かに「集中力」という言葉は一緒です。ですが、日常生活においてアスリートのような短期的な集中力を必要とする場面は、まずないでしょう。

たとえば、バッターボックスに立ち、ピッチャーから投げられた160キロのストレートを打ち返すシーンを想像してみてください。このときに用いられる集中力が、日常生活のどんな場面で必要とされるでしょうか。そんな場面はまず訪れることはないでしょう。

私たちが本当に必要としているのは、ゆるやかに長く途切れない集中力、つまり「持続集中力」ではないでしょうか。

先ほど挙げた優秀な外科医の彼も、何時間にも及ぶ大手術を途切れない持続集中力をもって乗り切りました。

ですが、何も彼が特別優秀な人間だからできたわけではありません。

このときよりあとに始めた自律神経の研究成果によって、いくつかのことを意識するだけで、誰もが持続集中力を手にできることがわかってきたのです。

集中力を保つカギは自律神経の「バランス」

私が知る限り、集中力に関する悩みの多くは、大きく分けて次の3つだと考えます。

● 作業を始めるまでに時間がかかる

●作業の途中で気が散ってしまう
●疲れやすく、すぐ休憩をとりたくなる

じつはこの3つは、自律神経のバランスをコントロールし、安定した状態を保つことができれば、すべて解決していきます。

自律神経とは、私たちの内臓の働きや代謝、体温などの機能をコントロールするために、無意識のうちに24時間働き続けている、いうなれば自動運転システムです。

人が起きているときに活発になる「交感神経」と、リラックスしているときや寝ているときに活発になる「副交感神経」で構成されています。

両者のバランスがうまく保たれていれば、集中力を持続することができるのですが、ひとたびこのバランスが崩れると、持続集中力も乱れます。

近ごろ、何かをしようとするときに、イライラしたり、不安になったり、いまいちやる気が出なかったり、という状態に陥っていませんか。

そんな状態で、はたして集中力をキープできるでしょうか？

答えは、火を見るよりも明らかです。

自律神経が乱れると、持続集中力は確実に低下します。

これは逆にいうと、自律神経を整えれば、集中力を持続させられるということ。そのためには、交感神経と副交感神経のバランスをいい状態に保ち、心をリラックスさせる必要があるのです。

現代に生きる私たちは、情報過多社会、ストレス社会に身を置く生活を強いられているといっても過言ではありません。日ごろから、自律神経が乱れやすい状態にある――そういっても差し支えないでしょう。

つまり、あなたが集中できない理由は、性格やスキルの問題ではなく、自律神経が乱れやすい環境のせいなのです。だから持続集中力を手に入れたいと思ったら、自ら生活習慣や意識を変えていく必要があるのです。

咀嚼するリズムが集中力を強化する

持続集中力を手に入れるためには、自律神経を整えることと、生活習慣や意識を変えることに加えて、もうひとつ大切なことがあります。

それは、咀嚼《そしゃく》するリズムです。

一見、集中力と関係ないように思えますが、咀嚼するリズムと集中力には、切っても切れない深い関係性があります。

子どものころに「よく噛んで食べましょう」といわれたことはありませんか？一般的に、噛む回数を増やすことが免疫力の向上や胃の負担軽減につながることは広く知られていますが、近年の研究で集中力にも影響することがわかってきました。

噛む回数を増やしてくれる食べ物としてイメージしやすいのは、スルメやフランスパン、おせんべいなどの硬いものですが、私がおすすめするのはガムです。

かつて私も、手術前にはガムを噛むのが習慣でした。私だけでなく、じつは執刀前にガムを噛む外科医は多くいます。

当時は張り詰めた緊張感をほどよく落ち着けてくれるものとして、愛用していました。ですが、その後にさまざまな研究が進み、ガムには持続集中力を妨げる要因となる強いストレス症状をやわらげてくれる効果もあることがわかりました。

思い返してみると、学生時代、勉強中にガムを噛むと、なんとなく集中力が長続きしたような記憶があなたにもあるのではないでしょうか。

ここで大切なことは、噛みごたえのあるものを口にしましょうということではありません。どんなものを食べるときでも、**一定のリズムでなるべく長く噛むこと**です。

あとで詳しく解説しますが、一定のリズムで噛む習慣がつくと、持続集中力の強化につながるだけでなく、集中に至るための自律神経のバランスを整えるスイッチの役割も果たしてくれるのです。

「勝負強さ」は集中力の深さで決まる

私は自律神経の研究を始めてからこれまで、その重要性に気づいた多くのトップアスリートや文化人、アーティストのサポートを行ってきました。

先ほど、アスリートが必要とする集中力は日常生活では必要とされないといいましたが、ひとつだけ例外があります。

それは、アスリートが行う集中力の高め方を知ることで、より深く集中したい場面で、いつもより数段上のパフォーマンスを発揮できるようになるということです。

たとえば、試験の当日や、期日までに新しいアイデアを出さなければならないときなど、普段以上に集中力を高め、よいパフォーマンスを発揮したい場面は確かに存在します。

そんなときに、アスリートやアーティストといった「本番での勝負強さ」が求められる方々が行っている集中力の高め方や集中するためのスイッチの入れ方は、とても参考になるはずです。

そのためには、まずあなたが必要とする集中力を手にするための基本となる、自律神経の整え方を知っておきましょう。

わずかな物音で集中力が途切れてしまうように、自律神経もちょっとしたことで驚くほど簡単に乱れます。

だからこそ、途切れてしまっても、スイッチを入れるかのようにすぐに集中し直せるよう、自律神経を自在にコントロールできるようになることが大切です。

途切れることのない最高の集中力を手にできれば、
仕事や勉強の効率や日々の生活の質が
あなたの想像以上に上がるはずです。
本書はそのお手伝いをさせていただきます。

自律神経の名医が教える集中力スイッチ　目次

第2章 集中力を上げる5つの練習

第3章 集中力スイッチの切り替えで、パフォーマンスを上げる

第4章 噛むことで、集中力は上がる

※本書の情報は、2023年11月1日現在のものとなります。

本編に入る前に、あなたの今の「集中力」をチェックしましょう。

集中力テスト

1. 問題文をすべて読みましょう。
2. 次の正方形を、すべて塗りつぶしましょう。

   □□□

3. このページの右上のすみに、★をひとつ書きましょう。
4. 好きな動物の名前をひとつ書きましょう。

5 あなたの誕生日を書きましょう。

6 この本のタイトルを書きましょう。

7 ここまでできたら、右手を小さく上げましょう。

8 1から10まで、漢字で書きましょう。

9 [1]〜[8]の問題のなかに「う」の字はいくつありましたか。

10 [2]〜[9]の問題をやってはいけません。このページの左下に自分の氏名を書きましょう。

いかがでしたか？
リラックスできたのではないでしょうか。
では、始めましょう。

第1章

集中力を知る

ここではまず「集中力」についてと、「集中」と「自律神経」の関係性について学びましょう。あなたが集中しづらくなっている原因についても、探っていきます。

「集中力」は練習する
ことで鍛えられます

あなたはこれまで、集中する方法について、誰かから教わったことはありますか？

きっと多くの方が、「ない」と答えるはずです。

子どものころに親や先生から「集中しなさい」といわれて机に向かい、課された課題に意識を向ける行動をとっているうちに、自然と集中する感覚を身につけていったのだと思います。

このように、人は成長とともに自然と獲得していくスキルがいくつかあります。

たとえば、走るという行動。歩き方は教わっても、イチから走り方を教わったうえで走り出した人は少ないでしょう。気づいたらいつの間にか走れるようになっていたのではないでしょうか。

ですが、走れるようになっても、それが他人と比べて速いかどうかは別問題です。最初はあくまで自己流の走り方ですから、そこから腕の振りや足の運び方の練習をするだけで、格段に速く走れるようになります。

集中力も同じです。

集中しやすくなるアプローチ法、集中しやすい体の作り方、集中できる身の回りの環境作り……。

集中する時間を延ばしたい、より集中できるようになりたいと思ったら、集中するための練習を重ねることで、あなたの集中力は確実に上がっていきます。

交感神経と副交感神経のバランスを高いレベルでとれれば、集中力は増す

とくに集中するための体作りにおいて、自律神経はもっとも大切な神経といえるでしょう。

なぜなら、自律神経のバランスがひとたび乱れると、さまざまな形で不調につながり、やがて**集中したくてもできない体になってしまう**からです。

自律神経は大きく分けて交感神経と副交感神経のふたつからなりますが、交感神経が優位になりすぎるとイライラの感情を発生させ、副交感神経が優位になりすぎるとやる気が大きく減退します。

一方が優位になりすぎるほど、集中力に悪影響を与える感情を生み出してしまうため、交感神経と副交感神経のバランスをとることがとても大切です。

逆に、交感神経と副交感神経の両方が高いレベルでバランスがとれれば、それだけ集中力も高くなり、ハイパフォーマンスを発揮することができます。

その方法を、本書で解説していきます。

じつは「集中力」は
2種類に分けられます

「（力や神経を）ひとところに集め、そそぐこと」

辞書を開いて「集中」を引くと、このように記されています。集中とは、今、自分が行っている行為、参加している活動に、真剣に取り組んでいる状態のことです。

たとえば学校の授業であれば、よそ見をせず、耳をそばだてて先生の話を聞いたり、ノートをとったりしている状態、スポーツの団体競技であれば、味方や相手の選手の動きをしっかり観察し、先の展開を予測し、自分がプレーに関わる際にスムーズに対応できるように準備している状態、ということになるでしょう。

集中に対して、脳波がこういう状態、あるいは心拍数がいくつ、といったような医学的な定義はありませんが、自分が取り組んでいること以外の現象（音や周囲の様子など）に意識が向きにくくなっていたり、物事を成功させたり、予想以上の結果を出したりしたときに、「集中できている（できていた）」と実感できるのではないでしょうか。
逆に、普段しないようなミスをしたり、やる気が出なかったり、別のことを考えてしまったりしたときは、集中していない状態と考えることができます。

また、一般的には「集中力」という言葉に集約されていますが、じつは集中力は2種類に分けられます。
アスリートや演奏家らが、ある限られた時間内でパフォーマンスを上げるための集中力を「短期集中力」とするのに対し、私たちが仕事や勉強で必要とする、ゆるやかに長く途切れない集中力は、「持続集中力」と名づけられます。

たとえば日常の仕事時間を8時間とした場合。8時間ものあいだずっと息抜きなしで集中して作業をすることは、正直不可能です。長時間にわたる研究や、脳を働かせ続ける必要のある勝負事などは、継続して高い集中力を保ち続ける必要がありますが、私たちが日々の仕事をこなすために、そこまでの集中力を必要とすることはほとんどありません。

私たちが普段、必要とするのは、今日一日のタスクを無事に終わらせるための**安定した集中力**です。


とはいえ、パソコンやノートに向かっても、ついニュースやＳＮＳをチェックしてしまったり、気がつくと目の前の作業から離れて別のことをしてしまっていたりというのもよくあることでしょう。

一日のタスクをこなすための集中力を手に入れるためには、まずは**自身の状態を「安定」させることが大切**です。

体のどこかが痛かったり、低気圧の影響で気分が晴れず、モチベーションが上がらなかったりということはつねづねありうることですが、そんななかでも、体調面や環境面で「自身の状態を安定」させることができれば、「持続集中力」を手に入れることも可能となるのです。

スマホに心を奪われると集中力を失います

少し前のことになりますが、２０１３年に集中力に関する驚きのニュースがあったことをご存じでしょうか。

カナダのマイクロソフト社の発表によると、現代人の集中力は８秒しか続かず、金魚の９秒を下回る——すなわち、**人間の集中力は金魚以下である**という内容でした。

あくまで発表なので、研究成果として論じることはできませんが、情報過多社会が到来し、現代人の意識があらゆることに向けられる、いや、向けざるを得ない状況になり、集中しづらくなったことは間違いないでしょう。

インターネットの一般化にともない、デジタルデバイスが爆発的に普及し、スマートフォンをひとり１台持つ時代が訪れました。

とくに若い世代は、ネットニュースにＳＮＳにソーシャルゲームにと、つねにスマホに視線を送り、さまざまな情報を得ようとしている人が多いです。

この「あれもこれも」となってしまう状態が、ひとつのことに集中する能力を減退させる一因になっていると考えられます。

2019年に大阪産業大学の山本晃輔《やまもとこうすけ》准教授が発表した研究結果を見てみましょう。

講義中、自由にスマートフォンを使用できる状況下で約10分間の動画を2本流し、視聴後に動画の内容に関して回答を求めるという実験を行ったところ、「スマートフォンへの依存傾向が高い学生ほど、侵入思考（意図に反する望まない思考）の抑制・制御が難しい」ことを示唆する結果になったといいます。

これもまた、スマホが集中力の低下に影響している事実を証明しているといえるでしょう。

自律神経が乱れる最大の要因はストレス

そして、この問題に大きく関係してくるのが、自律神経の乱れです。

情報過多社会は、人々の生活からゆとりの時間を奪いました。完全に奪ったわけではないので、減少させた、と表現したほうが適当かもしれませんが、いずれにせよ、関心ごとが多くなり、つねに情報のアンテナを張っている状況に身を置くことで、心身ともにリラックスできる時間は誰もが以前よりも少なくなってきているはずです。

せわしない生活を送っていると、脳が興奮状態から抜け出しづらくなってしまい、結果として自律神経が乱れることになります。

そして、そんな状況に拍車をかけるのが、ＳＮＳ依存です。知らず知らずのうちに入ってくるネガティブな情報、相手への気づかいに端を発する返信の内容やタイミングに対する悩みなどが、余計なストレスを生みます。

自律神経が乱れる最大の要因は、ストレスです。つまり、SNSに依存すればするほど、自律神経は乱れていきます。

「孤独」と「同じ姿勢」も自律神経と集中力の乱れを生む

コロナ禍によって増加したリモートワークも、無関係ではありません。

居心地のいい自宅で仕事ができるのだから、リラックスできるのでは？

そう思われがちですが、意外にそうはいかないもの。

ひとりで仕事を完結しなければならないという責任感や孤独感、子どもをはじめとする家族への配慮などが、思いのほかストレスとしてのしかかってきます。

人間は環境の変化が大の苦手で、それがストレスを生み、自律神経の乱れをもたらすのです。

同じ姿勢で長時間仕事をすることによって起こる首や肩のこりや、パソコンのモニターを見続けていることからくる目の疲れも、自律神経のさらなる乱れを誘発します。

このように、現代人は自律神経が乱れて当然ともいえる状況で、日々の生活を送っているのです。

集中力のピークは、
43歳前後です

前項にて、人間の集中力は金魚以下というマイクロソフト社が発表したニュースを紹介しました。

ただし、これはひとつの説。集中の定義がはっきりしていないこともあるので、対象や状況が変われば、考え方も変わってきます。ここで、集中力が必要とされる「子どもの勉強」について、見ていきましょう。

患者さんからよく、「子どもが集中して勉強できない」という相談を受けることがあります。脳科学を専門とする、公立諏訪東京理科大学の篠原菊紀《しのはらきくのり》教授によると、**子どもが机に座って勉強をする場合、おおよそ15分で限界を迎える**とのことです。

一列に並ぶ一桁の数字を順番に足し算していくことで、集中力がどれくらい続くかを測る「クレペリンテスト」を行うと、７分で集中力のピークを迎え、そこから徐々に集中力が落ちていき、15分ほどで集中力が途切れる傾向にあるといいます。勉強をする際に必要となる集中力は、クレペリンテストがモデル的に似ているため、置き換えて考えることができるそうです。

しかしもちろん、集中力の有無には個人差があります。15分というのは、あくまで一般的な傾向です。好きなことや興味のあることに取り組んでいる場合は、より集中力が持続すると考えられます。

脳には行動の開始と持続に関与する「線条体」という部位があり、これが活動していると、やる気が維持しやすくなるそうです。そして、やる気のある子どもは、一度集中が途切れても、再び集中力を高めることに長けているといいます。

集中力は子どもよりも大人のほうが高い

では、大人の場合はどうでしょうか？

ハーバード大学とBoston Attention and Learning Laboratoryの研究チームが

２０１５年に発表した研究結果によると、集中力は年を重ねるごとに高まっていき、43歳前後でピークを迎えるとのこと。

あくまでこれは一説であり、唯一無二の結論ではありませんが、総じて子どもよりも大人のほうが集中力が高いことは間違いありません。

子どもの場合、新しいものに惹かれやすいタイプの子は集中力が持続しにくい傾向にあるといわれています。加えて、多動性障害（ＡＤＨＤ）の子どもも、集中力が長く続かないタイプに該当します。

一般的に「子どもの集中力がもつのは15分程度」ということを知っておくと、子どもへの声かけの質も変わってくるはずです。

ところで、
「リベンジ夜更かし」を
していませんか？

ここ最近、「リベンジ夜更かし」なる言葉を耳にするようになりました。「報復性夜更かし」とも呼ぶそうです。

これは、日中に自由な時間を得られなかった人が、夜更かしをして自由な時間を獲得する行為のことを指します。「○○したかったのにできなかった」という思いから生まれる欲求不満やストレスを、寝る前に（おもに布団にもぐってから）解消させようとすることです。

リベンジは、相手から傷つけられたり不当な扱いを受けたりしたことに対し、仕返しをする行為を意味しますが、日本ではスポーツの試合で負けた相手に次の試合で勝利を収めることや、失敗したことやうまくいかなかったことに再挑戦して成功することなど、前向きな意味合いで使用されるケースも目立ちます。

リベンジ夜更かしも、仕返しや復讐といった後ろ向きの意味合いではなく、失ったものを自分の努力で取り戻すという、どちらかというとプラス思考から生まれる行為に対して使われている印象です。

日中は仕事が忙しくて自分の時間を作れなかったという人たちが、帰宅して家事、食事、入浴といった〝なすべきこと〟をひととおりこなし、ひとりになれたタイミングで、SNSやネットニュースのチェック、動画の視聴、ネットショッピング、読書、音楽鑑賞などに興じるわけです。

その瞬間、おそらく心は満たされることでしょう。しかし、一日（点）ではなく、日常生活という長いスパン（線）で考えると、リベンジ夜更かしは歓迎できる行為とはいえません。翌日以降に、大きな代償を払う必要が出てくるからです。

リベンジ夜更かしによる負のスパイラル

リベンジ夜更かしとはすなわち、睡眠時間を削る行為のことです。人間は良質な睡眠をとらないと、心身にさまざまな悪影響が生じます。

体内時計の夜型化が進み、朝の目覚めが悪くなります。これが、疲労、倦怠《けんたい》感《かん》、無気力などにつながっていくのは自明の理です。睡眠不足は脳の活動を減退させるので、集中力や注意力の欠如、情緒不安定、判断力の低下など、メンタル面にも多大な影響を与えます。

すると、リベンジ夜更かしをした翌日のパフォーマンスの質は一気に落ちます。そうなると再び「日中にやりたいことができなかった」となり、またしても夜更かしをしてしまうという、**負のスパイラルに陥りやすくなります。**最悪の場合、うつ病になってしまうことさえあるのです。

また、睡眠不足が、高血圧、糖尿病、心筋梗塞、脳梗塞、がんなど、ありとあらゆる病気のリスクを高めることもわかっています。

ポーランド国内の大学生や一般人７６６名を対象としたオンライン調査によると、男性よりも女性、高齢者よりも若者、働いていない人よりも働いている人、非学生よりも学生が、夜更かしをしがちだそうです。

自覚のある方は、まずは**しっかり睡眠をとること、そして規則正しい生活をすること**を心がけ、持続集中力の土台を築いていきましょう。

生産性を突きつめすぎると毒になります

今の世の中はハードもソフトもデジタル技術が進化し、便利な道具であふれかえっています。仕事でもプライベートでも、作業の簡略化、スピード化が加速し、たくさんのことを効率よく進められるようになりました。

それにともなって頻繁に聞かれるようになったのが、「マルチタスク」という言葉です。複数の作業（おもに仕事）を同時にこなす際に使われます。

さすがに、10人の訴えを同時に聞き分けたという逸話が残っている聖徳太子《しょうとくたいし》のようにはいかないでしょうが、オンライン会議で相手と会話をしながら文字を入力したり、電話をしながらメールをチェックしたり、といった経験は誰にでもあるのではないでしょうか。

ここで注目したいのは、はたしてマルチタスクは集中できるのか、という問題です。情報処理のスピード化と生産性の向上をひたすら求められる現代は、マルチタスクが不可欠という風潮がありますが、本当に効率アップになっているのかどうかに迫ってみたいと思います。

「集中する」というのは、「ひとつのことに」とセットで用いられるイメージがありますが、それを「複数のことに対して同時に」に置き換えることはできるのでしょうか。

マルチタスクと集中は両立できない

結論からいうと、マルチタスクは集中力の低下をまねき、作業効率のアップ、生産性の向上にはつながりません。人間の脳の機能は20万年前からほとんど変わっておらず、しっかりと対応しきれていないのです。

ミシガン大学の研究チームが、300名の学生に対し、パソコンで集中力が求められる作業をさせ、その途中に数秒間の広告の画面を表示させて作業を中断させるという実験を行ったところ、作業が2・8秒中断されるだけで、ミスの発生率が2倍になったといいます。

さらに、中断時間を4・4秒にまで延ばすと、ミスが起こる確率はなんと4倍に上昇したそうです。

これはつまり、複数のことを同時に行おうとすればするほど、そしてその時間が長くなればなるほど、集中力は途切れ、生産性は下がるということ。よって、生産性を向上させたいのなら、シングルタスクを選択するほうがベターと結論づけることができます。

マルチタスクは、同時に作業をこなしているようでいて、じつは脳がものすごいスピードで複数のタスクを瞬時に切り替えているだけなのです。

ひとつの作業を行い、その作業に対する思考をいったん停止し、別の作業の情報を呼び起こし、思考を切り替えて次の作業を行う、ということを超短時間のうちに繰り返していたら、脳はどうなってしまうでしょう？　当然、疲れてしまいます。

脳が疲れると、自律神経が乱れます。そして、自律神経が乱れると、集中力や判断力が低下します。結果的に、ミスや物忘れが多くなり、作業効率は落ちます。

そう、マルチタスクと集中は両立できないのです。

寝る30分前の行動が
集中の「質」を左右します

リベンジ夜更かしが睡眠不足をもたらし、良質な睡眠がとれないことによって脳の活動が低下。翌日のパフォーマンスダウン、ひいては集中力の欠如につながる――このメカニズムは44～47ページでお伝えしたとおりです。

そしてじつは、夜更かしをしたかどうかにかかわらず、寝る直前に何をしていたかが、悪影響の度合いを大きく左右することがわかっています。

もっともおすすめできないのが、寝る前スマホなどの「ながら寝落ち」です。

とくに就寝準備を整え、布団に入って寝る態勢を作り、電気を消してスマホに手を伸ばす……これが〝日課〟になっている方は多いのではないでしょうか。

今、ドキッとした方は、ただちにその習慣をやめるようにしましょう。寝る前スマホが入眠しづらい状態を作り、睡眠の質をさらに悪くし、翌日の集中力低下を増長させるからです。それ以外にも、メンタル面への悪影響、病気のリスクが高まることはすでに述べたとおり。「太りやすくなる」という報告もあります。

イライラしたり、感情的になったりすることが多く、集中力が長く続かず、失敗を繰り返し、病気がちで太っている――そんな自分にはなりたくないですよね？　であれば、寝る前スマホの習慣をやめるに越したことはないのです。

光と刺激の波状攻撃で目がさえる

では、なぜ寝る前にスマホを使用すると眠れなくなるのでしょうか。そのしくみを簡単に説明していきます。

まず、私たちの体に悪さをするのは光です。スマホの画面から発せられるブルーライトが、睡眠ホルモンのメラトニンの分泌を抑制する働きをすることが明らかになっています。メラトニンが分泌されないと、眠気が強くなりません。

そしてここに、動画・SNS・ゲームなどのさまざまな情報が脳に刺激を与えることで、眠りづらくなる状態を後押しします。脳が刺激されると交感神経が優位になり、脳が覚醒して目がさえてしまうからです。

このように、光と刺激の波状攻撃により、睡眠の質はどんどん悪い方向に向かっていってしまいます。

中国・上海《シャンハイ》の第二軍医大学が２０２０年に発表した研究報告によると、就寝の30分前からスマホの使用を制限するという実験を行ったところ、睡眠の質が上がる傾向が見られたといいます。

とはいえ、夜にまったくスマホを見ないでいるというのは、なかなか難しいでしょう。目安としては、実験結果より少し早い「寝る1時間前からスマホを見ない」ことをおすすめします。

その早めた代わりに、自分が心地よいと感じる音楽や気軽に聞けるラジオを流すのはおすすめです。視覚情報よりも聴覚情報のほうが脳への負荷が軽いと考えられているので、入眠までの手持ちぶさた感に不安を覚えて、ついスマホを触ってしまっているのであれば、音楽やラジオを聴いて過ごしましょう。

この機会に、新しい習慣にできるよう試してみてください。

〝脳に霧がかかる〟と
集中力がガクンと落ちます

２０１９年12月に、中国の武漢《ぶかん》で１例目の感染者が報告された新型コロナウイルス感染症。その後はまたたく間に国外に広がり、パンデミックと呼ばれる世界的な流行になりました。

現在はピーク時の感染者数を大きく下回る状況になっていますが、まだまだ収束したとはいえません。今なお新規感染者は生まれていますし、後遺症に悩まされている方も多く報告されています。

厚生労働省が代表的なコロナの後遺症として挙げているのは、疲労感・倦怠感、関節痛、筋肉痛、咳《せき》、喀痰《かくたん》、息切れ、胸痛、脱毛、記憶障害、集中力低下、頭痛、抑うつ、嗅覚障害、味覚障害、動悸《どうき》、下痢、腹痛、睡眠障害、筋力低下など。

じつに多岐にわたりますが、本書が注目しなければならないのは、なんといっても**「集中力低下」**でしょう。

私が勤務している病院内にもコロナ後遺症外来ができましたが、早々に予約が殺到し、コロナでメンタル的にもつらい思いをしている方の多さを改めて痛感しました。また、「よく眠れない」「体がだるい」など、体調はよくないものの病院に行くほどでもないという状態を放置しておくと、次第に慢性化してさまざまな大病の引き金になる恐れもあります。

「コロナ後遺症」は集中力の低下やその後の大病にも、大いに関わってくる恐れがあるのです。

「脳に霧がかかる」状態とは

コロナ後遺症のひとつに、「ブレインフォグ」といわれる症状があります。

文字どおり「ブレイン（脳）」にまるで「フォグ（霧）」がかかったかのように頭の中がぼんやりして、物事を思い出せなかったり、集中が続かなくなったりする状態のことを指します。

ブレインフォグを訴える人の症状には個人差がありますが、具体的な事例として報告されているのは、「物事を行うことを引き延ばしてしまう」「目の前で起きていることに集中できない」「知識や単語を思い出しづらくなる」「会話で指示語を多用してしまう」「充分な睡眠をとっているのに眠気が生じる」などです。

コロナに感染したことで生じる免疫の反応によって体内で作られる抗体が、ウイルス以外の正常なタンパク質を攻撃してしまい、脳の情報伝達が阻害されて発症する、という可能性を指摘している海外の論文もありますが、発症のメカニズムは完全にはわかっていません。

原因不明ゆえに治療法はまだ確立されておらず、一つひとつ対症療法で対応していくしかないのが現状ですが、そのままにしておくのはよくありません。

コロナ罹患経験者で、最近物忘れが多く、集中力が低下していると感じている方は、「気のせい」で済まさずに、しっかり治療を受けるようにしてください。

#「7階までは階段」の選択が集中力を底上げします

生活の質を高めるためには？

健康長寿を実現するには？

このような問いに対する、唯一無二の答えはありません。さまざまな要素が複合的に絡み合っているからです。

しかし、唯一無二ではなくても、１００％の正解といえる答えはいくつも存在します。そのひとつが、適度な運動です。

運動をすれば、万病のもととされる肥満の解消につながります。運動がほどよい疲労を生み、良質な睡眠へと誘《いざな》ってくれます。

逆に運動をしないと、健康を保つことが難しくなります。まったく運動をしなければ、あなたの体は不調だらけになり、集中することもままならないでしょう。

そこに密接に関わっているのが、自律神経の働きです。

繰り返しお伝えしてきているように、自律神経はストレスによって大きく乱れます。運動はストレスを発散させる効果がありますので、**運動不足はすなわち、**

ストレスをため込む要因になるのです。

また、とくに女性の場合は産後や更年期にエストロゲンやプロゲステロンなどのホルモンバランスが乱れ、自律神経に悪影響をきたすことがあるのですが、運動をするとこれらのホルモンの分泌が促進されるので、自律神経の安定をもたらしてくれます。

今の生活に少し運動を加えれば、自律神経の状態は変わる

さらに、そもそもの話として、運動が自律神経の調節機能を強化することが明らかになっています。人間の体はアクティブに動くと交感神経が優位に、そして休息モードに入ると徐々に副交感神経が優位になっていくのですが、運動をすることによって、なかば強制的にそのサイクルを作ることができるからです。

自律神経の乱れは、おもに交感神経が過剰に活動することによって生じるケー

スが多いのですが、運動後の休息がそれまで影を潜めていた副交感神経の活動を活性化してくれるということ。だから、運動は必要なのです。

運動と聞くと、「つらい」「めんどうくさい」「ハードルが高い」といったマイナスのイメージを抱く方が多いと思います。運動が苦手な方は、「できればしたくない」と強く願っていることでしょう。

でも、そんなに身構える必要はありません。**現状の生活に、体を動かすプラスαの行為を少し加えるだけでも、充分に効果があります。**

エレベーターと階段のどちらを使うかでも、健康寿命に違いが出ます。

私も健康のために、7階までは階段を使うようにしています。最初は息が上がったとしても、階段の上り下りを毎日続けると慣れてきます。3階くらいから始めて、7階を目指しましょう。

運動不足は、自律神経の乱れを呼び、集中力の低下をもたらします。これを肝に銘じておくようにしましょう。

ダラダラして
しまいそうなら、
いっそ休憩しましょう

近年は一般企業の業務のデジタル化、ペーパーレス化が進み、出社をしなくても仕事ができる職種の方が増えました。

それにともなって耳にするようになったのが、「リモートワーク（テレワーク）」という言葉。「Ｒｅｍｏｔｅ（遠隔）」と「Ｗｏｒｋ（働く）」を組み合わせた造語であり、おもに会社に出社せず、メールやチャット、ＷＥＢ会議ツール、電話などを使って在宅で仕事をすることを意味します。

私は病院勤務なのでリモートワークはしていませんが、「在宅での仕事は、オフィスにいるときと比べて仕事の効率が上がらない」といった相談をよくいただくようになりました。

状況は人によってさまざまなので一概にはいえませんが、対応策としては、在宅勤務であっても**「45分仕事をしたら15分休む」**といった細かな区切りをつけることです。あらかじめ、何時に休んで、何時に昼食をとるといった時間割を作って、計画的に仕事を進めるのがよいでしょう。

重要なのはリズムです。

なんとなくリモートで仕事を始めて、なんとなくパソコンの前に座ったけれど、すぐに飽きてしまってダラダラしてしまう。これが、悪循環となるのです。

ポモドーロ・テクニックで集中のリズムを作る

計画どおりに進めるのが苦手な人は、細かく時間を区切ってみましょう。

ポモドーロ・テクニックをご存じでしょうか。

集中する時間と休憩時間を繰り返すことで、仕事のペースを生み出す時間管理術のひとつで、1980年代に、当時大学生だったフランチェスコ・シリロにより考案されました。「ポモドーロ」はイタリア語で「トマト」の意味。シリロ氏がトマト型のキッチンタイマーを愛用していたことから、この名前がついたそうです。

ポモドーロ・テクニックの手順は、以下のとおりです。

①タイマーを25分に設定し、作業を開始する
②タイマーが鳴ったら、５分程度の休憩をとる
③４～５回に１回は、15～30分の長めの休憩をとる

ポモドーロ・テクニックは、「今から25分間はこれをやればいい」と時間を区切ってタスクを絞ることで集中することができ、結果、生産性も上がるという時間管理術です。シンプルだからこそ実践しやすく、効果につながりやすいといわれています。

もちろん、集中できるときは1時間続けてやってみてください。
でも、天気や体調によって、長時間の集中が難しい場合もあります。
そんなとき、リモートワークだと自由に休憩をとることができるのが利点です。
上手に取り入れてみましょう。

リズム運動は「幸せホルモン」を増やします

みなさんは「セロトニン」をご存じでしょうか。

これは脳内の神経伝達物質の一種で、喜びや快楽などをつかさどる神経伝達物質のドーパミンや、恐怖や驚きなどの感情をコントロールするノルアドレナリンを制御し、精神を安定させるホルモンです。心を穏やかにする働きがあることから、通称「幸せホルモン」とも呼ばれています。

セロトニンは、交感神経と副交感神経のバランスを保つことに貢献してくれるので、自律神経と集中力の安定には欠かせません。これが少なくなると、倦怠感をもよおしたり、寝起きが悪くなったり、イライラしたり、わずかなことで痛みを感じやすくなったりと、心身にさまざまな不調をきたします。

つまり、できるだけセロトニンが不足していない状況をキープすることが、体調をよくする原動力のひとつになるのです。

セロトニンは、パソコンやスマホ画面の見すぎ、運動不足、夜更かしなどによって低下するといわれています。その一方、規則正しい生活を送り、日中は陽の光を浴び、適度な運動を行うと、増加することがわかっています。

この適度な運動のうち、大きな効果があるとされるのが〝リズム運動〟です。手軽に取り組めるものをいくつか紹介するので、自らセロトニンを増やしていくことに努めましょう。

◉ウォーキング・軽いジョギング

体に大きな負荷をかける必要はありません。いずれも、「ちょっと息が弾む」くらいの強度がベスト。一定のリズム、同じくらいの歩幅で、歩いたり走ったりしてください。自転車をこ

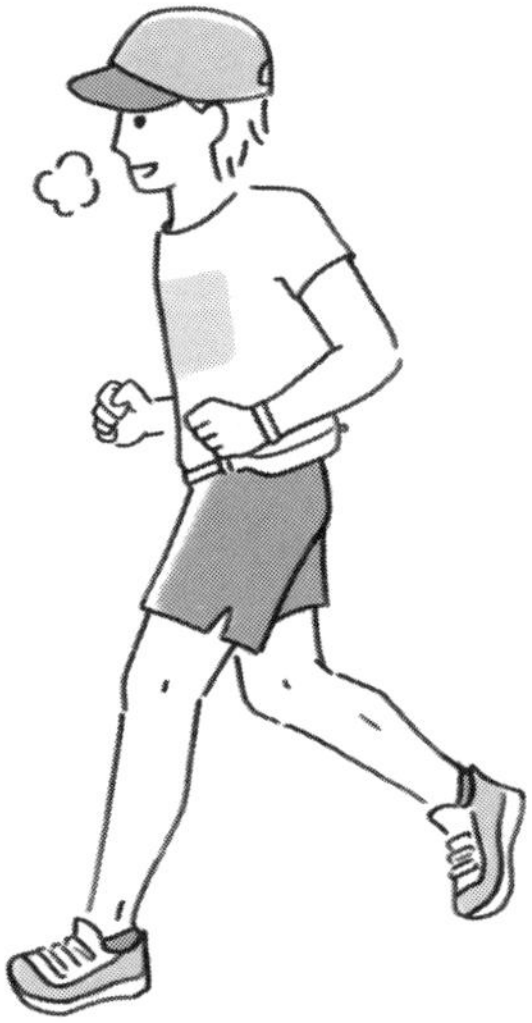

ぐことによっても、同様の効果が期待できます。室内でエアロバイクをこぐのもいいでしょう。

◉ダンス・体操

こちらも動きがハードなものは不要。専門的なダンスを習わなくても大丈夫です。手と足を中心に、全身をリズミカルに動かすことができていれば、オリジナルのダンスで構いません。ラジオ体操や太極拳でもＯＫです。

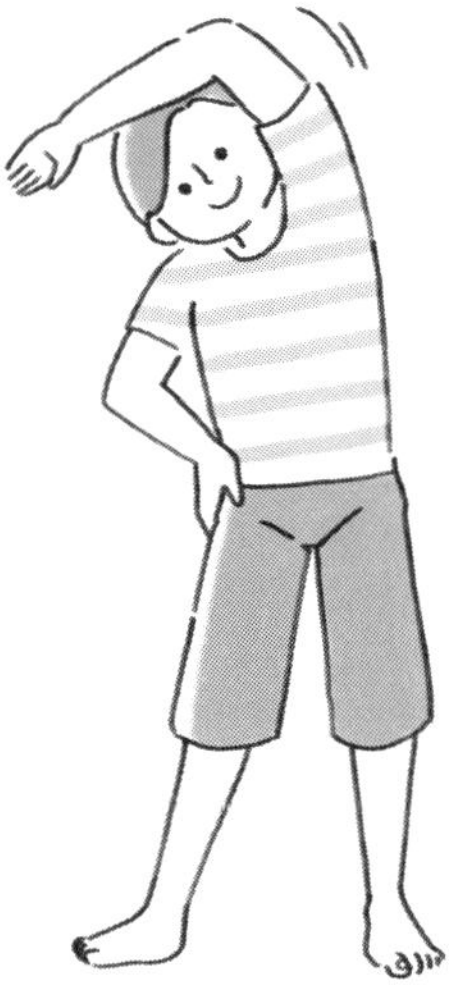

◉深呼吸

日々の生活のなかで簡単に自律神経を整える方法としては、副交感神経の働きを高める呼吸法を取り入れるのがいちばんかもしれません。

効果が絶大なのは、鼻から3〜4秒ほどゆっくりと息を吸い、口をすぼめた状態で6〜8秒かけてゆっくり長く息を吐く、「1：2（ワンツー）呼吸法」です。

これを行うと、乱れた自律神経の働きを回復させることができます。

「1：2呼吸法」にストレッチを合わせた方法については102〜105ページでもご紹介していますが、呼吸法のひとつの目安は一日1回3分間。

これを習慣化すれば、大きな効果を実感できるようになるでしょう。

「集中力が続かないな」と思うケースは、日に日に減っていくはずです。

◉咀嚼の回数を増やす

よく噛んで食事をすることが推奨されますが、もっと手っ取り早いのはガムを噛むこと。20分程度ガムを噛み続けていると、脳内のセロトニン濃度が上昇することがわかっています。

また、私も共同で参加した研究にて、健常な男女50名を対象に、ガムを咀嚼もしくは無摂取での生活を2週間続け、自律神経・気分状態・唾液中の免疫物質量を評価したところ、ガムを咀嚼した場合は自律神経バランスと気分が改善し、唾液中の免疫物質濃度も増加したという結果が出ました。このことからも、ガムを噛んで集中力を高めるのは非常におすすめできます。

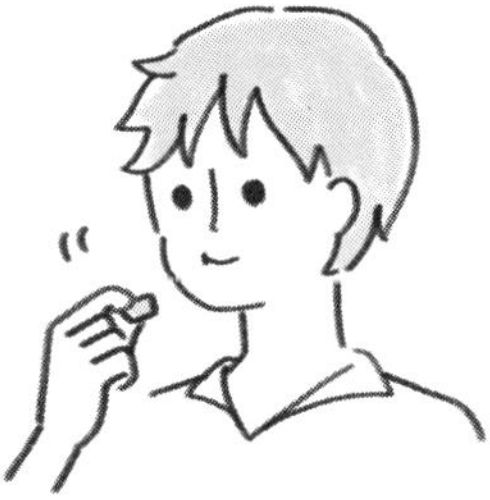

「集中しやすい体」は、ガムを噛めば作れます

前項でガムの話が出た流れで、ひとつ情報を補足しておきましょう。

２０２０年12月に、東京歯科大学の研究者らがこんな発表をしました。健康な男女13名にガムを噛んでもらいながら認知機能課題を実施し、その際の反応速度や脳前頭前野の活性（血流）等を調査。そのうえでガムを噛まなかった場合と比較したところ、**ガムを噛んだほうが反応速度はアップし、脳血流も増加した**そうです。

しかも、正答率まで向上したというのですから驚き。咀嚼という行為は、どうやら底知れぬパワーがあるのかもしれません。

この研究結果からわかることは、**脳を活性化させれば集中状態に入りやすくなる**ということ。当然、自律神経が整った状態であれば、集中力はよりいっそう高まると考えられます。

授業中やテスト中にガムを噛むというのは、現実問題として難しいかもしれませんが、その直前にガムを噛むことによって脳を活性化させ、集中しやすい状態を作っておくことならできるのではないでしょうか。

午前中は集中力の「ゴールデンタイム」

「早起きは三文の徳」ということわざがあります。

簡単に解釈すれば、「早起きをすれば、何かいいことがある」ということですが、ただ単に利益や物を得られたりするという意味合いだけでなく、「規則正しく健康的な生活を送ることはすばらしい。できればそうしましょう」というメッセージも込められているような気がします。

夜型生活を送っている方や、朝が苦手な方には頭の痛い話かもしれませんが、早起きが私たちに与えてくれるメリットは、枚挙にいとまがありません。こと「集中」ということに関していえば、いいことだらけです。

人間にはそもそも、「集中力が高まりやすい時間」「物事を考えるのに適した時間」があります。

それは午前中です。一般的に9時から10時くらいに出社する人が多いかと思いますが、**それから昼食までの時間がゴールデンタイム**で、創造的な作業をするのに向いています。

仕事や勉強の効率を少しでも上げようと思うのなら、できるだけこの時間帯に集中できる態勢を作るようにしてください。

また、ゴールデンタイムが訪れてから「さぁ、何をしようか」と考えたりするのは絶対にNGです。あらかじめ、すべきことを決めておきましょう。前日から計画を立てていても、決して早すぎるということはありません。

「無理をせずに1回休む」と、集中のピークを何度も作れる

ただし、勘違いしないでいただきたいこともあります。それは、午前中はずっと集中力をキープできるかといったら、そうではないということです。

同じ作業を行う際の集中力の限界ラインは90分であると私は考えます。だから、「長時間ぶっ続け」は最初から意識すべきではありません。**90分を超えると、どんどん集中力は落ちていきます。**

望ましいのは、午前中をひとつのまとまりとして考えるのではなく、2つか3つのブロックに分けて考えること。60〜90分に1回休憩を挟み、再度作業に取り

組めば、集中のピークを2～3回作ることができます。水泳の息つぎのようにひと呼吸入れたほうが、高いパフォーマンスや集中力を持続させるために断然効果的なのです。

また、雨の日は集中力が散漫になりがちなので、集中モードの設定時間を通常よりもあえて短くしましょう。雨の日に気分が高揚する方もいるかもしれませんが、たいていはやや沈みがちになるもの。そんな日に無理をする必要はありません。私が推奨しているのは45分。**雨の日は「短時間で集中して、こまめに休憩を入れる」**を意識してください。

そして、好ましくないのは、夕食後に仕事や勉強などをしようとすることです。集中しようとすると、おのずと交感神経の活動が活発になり、気持ちがたかぶります。その状態が就寝前まで続いたら、寝つきが悪くなってしまいます。

睡眠の質が悪くなると、翌日の集中力が低下し、パフォーマンス全体が落ちることはすでに説明したとおり。そうならないためにも、夕食後に集中して作業を行うことは避けたほうがいいのです。

集中が集中を呼ぶ「ミラーニューロン効果」とは？

コロナ禍の影響でリモートワークが一気に普及しました。一方、コロナ禍が収まるにつれて通常のオフィスワークに戻す会社も増えてきています。

両方を経験された方は、どちらのほうが仕事に集中しやすかったかを考えてみてください。

リモートワークには、通勤ラッシュに巻き込まれないという大きな利点があります。通勤ラッシュのストレスは自律神経を狂わせます。また、オフィスにいると、同僚に話しかけられる、雑務を頼まれる、来客や電話があるといった、集中力を切らす出来事も多くあります。そのため、「リモートワークのほうが集中しやすかった」と答える方は多いでしょう。

反面、リモートワークにも集中力を切らす要因があります。生活空間で仕事をし、労働時間の拘束もゆるやかなので、プライベートとの切り替えができない点です。「オフィスで働いているときよりもリモート仕事ははかどらない」と感じている方も、一定数いるはずです。

ちなみに、令和3年度の総務省『情報通信白書』では、「テレワークで容易に実施可能なこと」をアンケートしています。

そのなかで「作業・仕事を行うための意欲の維持」について、テレワーク経験者に尋ねているのですが、「容易に行える・どちらかといえば容易に行える」と答えた人が41・9%なのに対し、「どちらともいえない」が35%、「容易に行えない・どちらかといえば容易に行えない」と答えた人が23%いました。

仕事の意欲の維持。この言葉を置き換えるなら、集中力の維持といってもいいでしょう。

周りが集中していると、自分も集中できる

なぜ、リモートワークに集中力のメリットがあると感じている人が4割程度しかいないのでしょうか。それは、オフィスワークには「ミラーニューロン効果」

郵 便 はがき

切手を
お貼りください

105-0003

（受取人）
東京都港区西新橋2-23-1
3東洋海事ビル
(株)アスコム

自律神経の名医が教える
集中力スイッチ

読者　係

本書をお買いあげ頂き、誠にありがとうございました。お手数ですが、今後の出版の参考のため各項目にご記入のうえ、弊社までご返送ください。

お名前	男・女	才
ご住所　〒		
Tel	E-mail	
この本の満足度は何％ですか？		％
今後、著者や新刊に関する情報、新企画へのアンケート、セミナーのご案内などを郵送またはeメールにて送付させていただいてもよろしいでしょうか？　□はい　□いいえ		

返送いただいた方の中から**抽選で3名**の方に
図書カード3000円分をプレゼントさせていただきます。

当選の発表はプレゼント商品の発送をもって代えさせていただきます。
※ご記入いただいた個人情報はプレゼントの発送以外に利用することはありません。
※本書へのご意見・ご感想およびその要旨に関しては、本書の広告などに文面を掲載させていただく場合がございます。

●本書へのご意見・ご感想をお聞かせください。

ご協力ありがとうございました。

が働いているからかもしれません。

ミラーニューロンとは、目の前にいる人に共感する脳の神経細胞のことです。

１９９６年に、イタリア・パルマ大学の神経生理学者ジャコモ・リッツォラッティらは、マカクザルの脳に電極を設置して行った実験結果を発表しました。サルの前で、人間の実験者がエサを取ろうとすると、サル自身の脳もエサを取ったように反応することがわかったといいます。霊長類などの高等動物の脳内では、他人の行動を、自分のことのように感じる共感能力を持っているのです。

このサルの実験から、人間にもそばにいる他人の行動を見て、自分も同じ行動をとっているかのように共感するミラーニューロンシステムがあると考えられるようになりました。

リモートワークよりもオフィスのほうが集中できるという人は、同僚たちが仕事に集中している姿を目にし、ミラーニューロン細胞が活性化され、「自分も集中する」という意識が生まれやすいからではないでしょうか。

学生時代に自宅で勉強するよりも、図書館や塾の自習室で勉強をしたほうが集中できたというのも、ミラーニューロン効果かもしれません。

つまり、集中したいときには、すでに集中している人のそばで作業をするのがひとつの手段なのです。

YouTubeを使って集中する

では、リモートワークなどひとりで集中しなければいけないときにはどうすればいいでしょうか？

じつは最近、ＹｏｕＴｕｂｅなどで『勉強ライブ』といった名前の動画が流行しています。これは、ただひたすら無言で勉強している人が映っている動画です。

集中している人を目にすることで、ミラーニューロン効果により、自分も集中できるといわれています。

東大出身タレントの伊沢拓司《いざわたくし》さんらが運営するＱｕｉｚＫｎｏｃｋの勉強ＬＩＶＥ動画などは１００万回再生を超えています。あえて集中する先が変わるようなエンタメ性をなくしているので、これらの動画を利用したほうが、集中力が発揮できると感じている人も多いのでしょう。

目の前で動画を流しながらの作業になるため、人によって合う・合わないはあると思います。まずは一度試してみて、効果があるようなら続けてみてはいかがでしょうか。

一日1回、リセットする習慣をつけましょう

人間の集中の持続力には限界がある。同じ作業を長時間続けていると、必ず集中力は落ちる。一定のスパンで休憩を入れることが必要。

このことは、ご理解いただけたと思います。

ただし、自分に「今から休む」といい聞かせたり、誰かから「休め」といわれたりしても、気持ちの切り替えはなかなかうまくいかないものです。

そんなとき、集中モードをうまくリセットしてリラックスモードに移行させるためのスイッチのようなものがあるといいですよね。

おすすめなのは、お茶やコーヒーを飲んだり、ガムを噛んだりすること。これらが体にモード切り替えの合図を送る役割を果たしてくれ、さらには副交感神経を優位にしてくれます。

何事にもメリハリをつけることは大切です。

がんばりすぎてしまう人は、あえてぼーっとした状態を、一日1回、意識して作るようにしましょう。それがちょうどいいアクセントになって、次の集中の質を高める手助けになってくれるのです。

集中しすぎると
迷走神経が暴走します

つねに集中状態にあるのが必ずしもベストではないということは前述しましたが、じつは最近では気になる症状も報告されています。

それは、「迷走神経反射」です。

交感神経が優位な状態のときに、副交感神経のひとつの迷走神経が刺激されると、「迷走神経反射」という症状を引き起こすことがあります。

迷走神経反射（血管迷走神経反射）とは、長時間の同じ姿勢、強い痛み、疲労やストレスなどが引き金となって迷走神経が反射的に働き、心拍数の減少や血圧の低下を起こすこと。これによって貧血状態になり、気分が悪くなったり、お腹が痛くなったり、めまいが生じたりといった症状が続き、最終的に失神に至ることもあります。

失神は、立ったままの状態や、座ったまま同じ姿勢を維持しているときに発生しやすく、また、日中（とくに午前中）に起こりやすいといわれています。

極度の緊張で症状が出ることも

たとえば重要な会議の当日。自らの発表までのあいだ座って待っていたら、急に冷や汗が出てきて頭が真っ白になったりしたことはありませんか？　それはおそらく極度の緊張により、迷走神経反射の症状が出ているケースと考えられます。朝礼中に倒れてしまう生徒や、通勤電車で急に座り込んでしまう方なども、迷走神経反射の症状が出ている可能性が高いです。

迷走神経は副交感神経のひとつなので、刺激されるとリラックス状態になり、急激な心拍数の減少と血圧の低下をもたらす→意識を保つための充分な脳への血流量が減る→意識を失う。これがそのメカニズムです。

集中力を高めるためには自律神経を整えることが重要であることは、再三述べてきました。交感神経が優位のときには、副交感神経の働きを促してあげるのが有効ということも、前述のとおりです。

しかし、集中の仕方やタイミングを間違うと、迷走神経反射を起こしやすい状態を自らまねく可能性を高めてしまうかもしれません。

満員電車で立ち続けているときや、ヘトヘトに疲れきっているときなどは要注意。繰り返しますが、つねに集中状態にある必要はないので、無理はしないようにしましょう。

高齢でも
アクティブな人ほど
集中力を高く保てます

年をとるにつれ、変わっていくものは多々あります。

見た目的にも肌や髪の毛、体形などの変化がありますが、記憶力、判断力や理解力といった脳の「認知機能」もまた、加齢にともない低下する傾向にあります。

物忘れが多くなったり、若いころにはできていたことができなくなったりすることで、つい落ち込んでしまう方も少なくないことでしょう。


もちろん、集中力も年齢とともに低下する傾向にあります。

前述しましたが、一般的に集中力のピークは43歳前後といわれており、それを超えると徐々に低下していきます。筋力の衰えは血流にも影響するため、**脳の血流が低くなると集中力も低下してしまう**のです。


とはいえ、脳の働きの低下には個人差があります。

日常生活のなかで、いわば**「つねに頭を使っている人」**は、**認知機能や集中力を維持できる**傾向にあります。

たとえば、定年後もなんらかのかたちで仕事を続けている人は、認知機能の低下を防げます。仕事をすることは、高い集中力、判断力、思考力を必要とするので、つねに脳を活性化させることで、脳の働きを維持することができるのです。

またその場合は、楽しいと思えたり意欲をかきたてられたりすることのほうが、集中力が高まります。もちろん、仕事ではなく趣味でも可能です。

その際は、長く続けている趣味を楽しむことももちろんすばらしいですが、新しい趣味や習いごとに挑戦することは、脳がより活性化されるのでおすすめです。楽器の演奏や編み物など、手先を使って集中できることも、より認知機能の低下を防ぐことができます。

70歳を過ぎても元気な人は自律神経を自然に整えている

さらには、他者との関わりもとても大切になってきます。

高齢者になっても、新しい人や物事と出合い、それらを楽しむことは、脳の活性化と集中力の向上につながります。

私の周りでも、70歳を過ぎても元気にゴルフを楽しんでいる知人も多く、私もよく一緒に回らせてもらっています。人と会って体を動かすことは脳の活性化にもつながりますし、お天気がよければ日光をたっぷり浴びることができ、セロトニンが分泌されて自律神経も整います。

話題のドラマや映画、本や漫画に触れることも、意識的に努めてみてください。若い人の感性に触れることで新しい刺激を受けることができますし、楽しいことに没頭することで集中力も高められます。

積極的に外に出て、人に会ったり新しい物事に出合うことで、集中力を維持し、心身ともに健康な日々を過ごすことができるのです。

いつまでも自分の
集中力を過信するのは
やめましょう

日常生活のなかで集中力を必要とするものに、「車の運転」があります。慣れている方も多いですが、思わぬ事故につながることもあるため、運転時には普段以上の集中力が必要です。

さらに昨今、問題となっているのが、高齢者の運転です。「ブレーキとアクセルを踏み間違えた」「信号機を見ていなかった」など、にわかには信じがたいミスで大きな事故が起こってしまっています。

なぜ高齢者の交通事故は、あとを絶たないのでしょうか。

理由のひとつとして考えられるのが、集中力の低下です。

高齢になると視力が低下し、耳も遠くなるため、周囲のさまざまな出来事への認知のスピードが遅くなります。さらに、体力や筋力も低下するので、首や肩がこり、痛みや不快感を覚えることが集中力の妨げとなります。

運転免許証は定期的に更新の必要がありますが、とくに70歳以上になると、免許更新の申請をする前に「高齢者講習」という講習を受けなければなりません。また75歳以上の方は、高齢者講習のほかに「認知機能検査」の受検が、さらに75歳以上で一定の違反歴がある方は、「運転技能検査」と呼ばれる実車試験が義務づけられています。

運転は、集中力が高まるタイミングを見計らって

ある程度の年齢になったら免許証の自主返納を考えるべきだと思いますが、まだそこまでの年齢ではないという方や、車がないと仕事や生活ができないという方もいらっしゃるでしょう。

そういう方には、以下の習慣を最低限守っていただきたいと思います。

まず、睡眠不足の状態で運転することは極力避けましょう。前述したように、

きちんと睡眠をとれていない状態では、集中力は格段に低下します。エナジードリンクなどに頼ることも、自律神経を整えるという観点からはあまりおすすめはできません。

次に、普段から運動の習慣をつけておくようにしましょう。体力と筋力を保ち、脳と筋肉の連携がスムーズにとれていれば、とっさの出来事にもすぐに対応することができるようになります。

集中力は一日のうちで午前中にピークが来る傾向があります。車での外出は午前中に済ませて、視界が悪くなる夕方以降や夜は運転を控えるなどの習慣をつけることも大切でしょう。

長く運転を続けたいなら、自律神経を整えて、集中力を維持し続ける習慣をつける。

このことを忘れずにいるようにしましょう。

交感神経はやる気を
引き出し、副交感神経は
落ち着きを与えます

これまで集中力そのものについてや、「なぜ集中できないのか」について多角的に紹介・分析してきました。生活習慣、環境、人間の体の特性、病気の影響など、集中の妨げになるものはだいぶ把握できたと思います。

これは裏を返すと、原因を取り除いていけば、集中しやすい状態が作れるということです。そしてそれは、自律神経の整え方でかなり変わってきます。今、取り組めることについては、積極的に行動に移すべきでしょう。

まず準備段階として、簡単な方法でできる自律神経の整え方を知っておきましょう。集中力を高めるために必須の、モチベーションの上げ方、冷静な思考の手に入れ方を、自律神経の具体的な整え方を通じて実践していくことで、より「集中」に入りやすい状態を作れるはずです。

●ワンツー呼吸法

72ページでも取り上げた、「1：2（ワンツー）呼吸法」を毎日必ず行うようにしましょう。

ポイントは、鼻から息を吸って口から吐くということ。口から吸うと、冷たい空気が肺に入ってしまい、肺を痛めるリスクがあります。

また、口の中が乾燥して唾液の量が減るため、細菌が繁殖しやすくなり、ウイルスや細菌をたっぷり含んだ空気を肺に直接送ることになりかねません。

その点、鼻からであれば、鼻毛がフィルターの役割を担い、ウイルスや細菌をカットしてくれるので安心です。

深呼吸は、緊張やプレッシャーでたかぶりすぎてしまった交感神経を、ちょうどよいレベルまで落ち着かせてくれます。

また、次のようにストレッチと合わせて行うとより効果的です。

①両手を真上に伸ばして手首を交差させる。

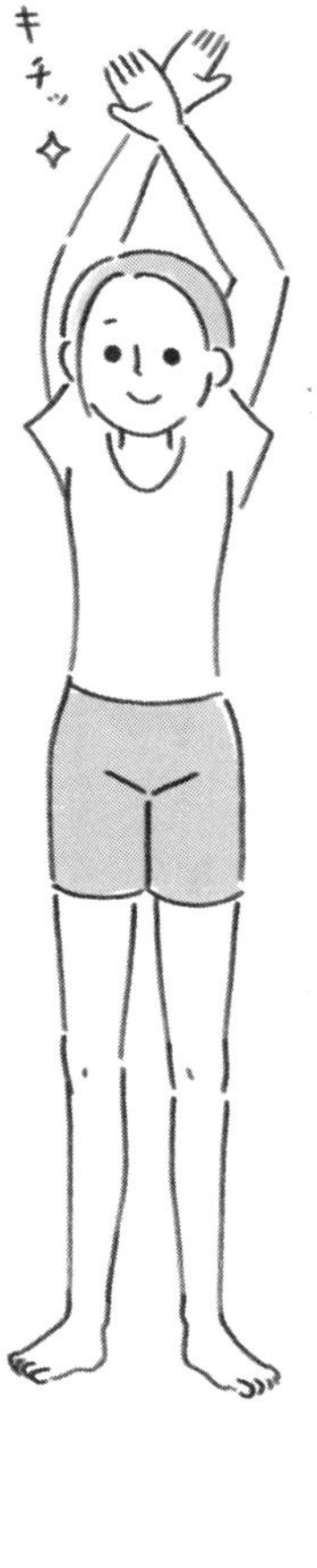

②息を吸いながら腕を上に伸ばす。

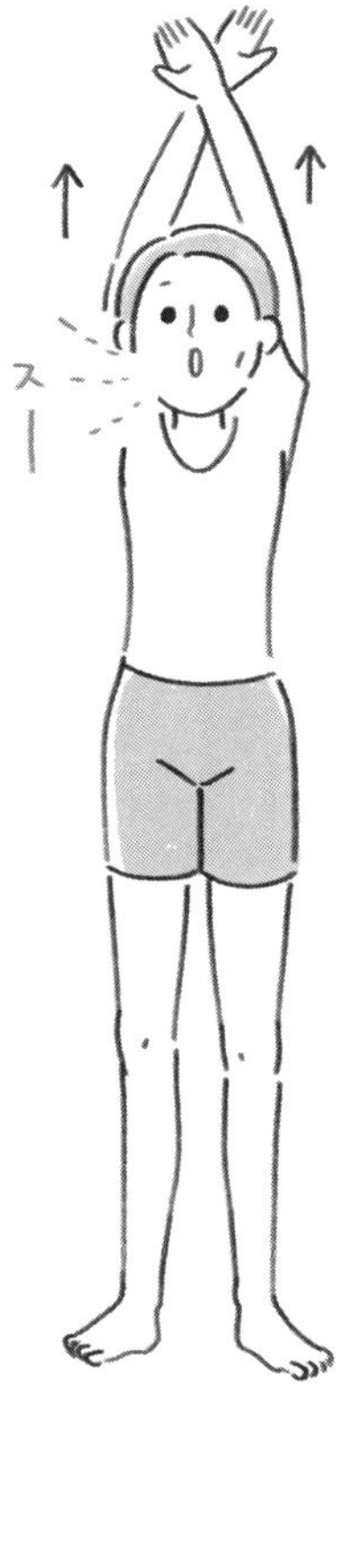

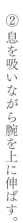

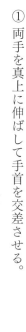

③息を吐きながら体を右へ倒す。

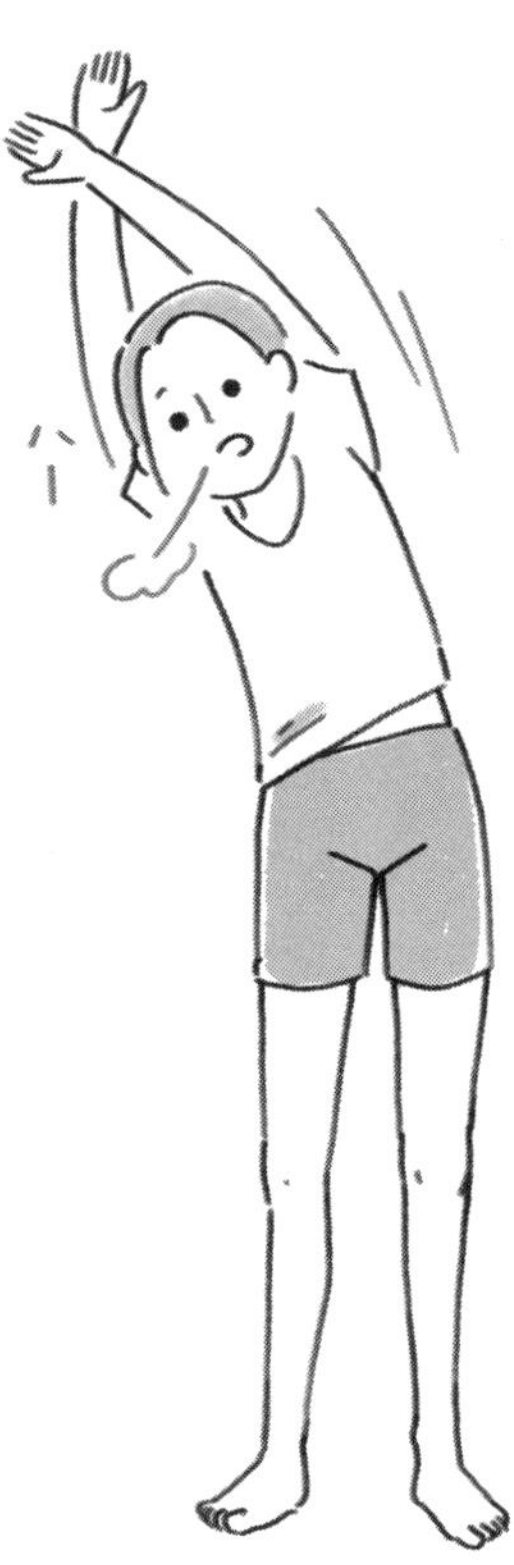

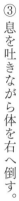

④息を吸いながらまっすぐに戻す。

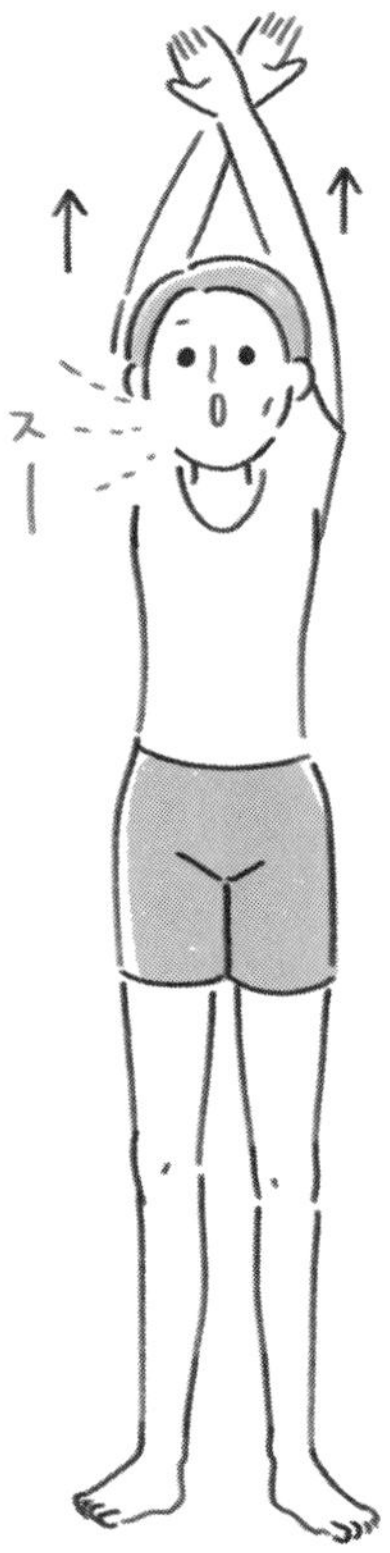

⑤息を吐きながら左へ倒す。

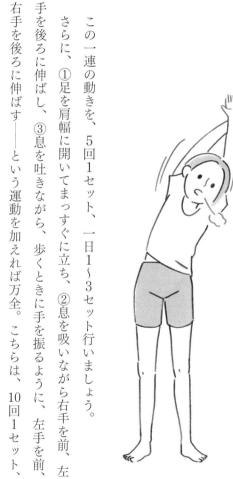

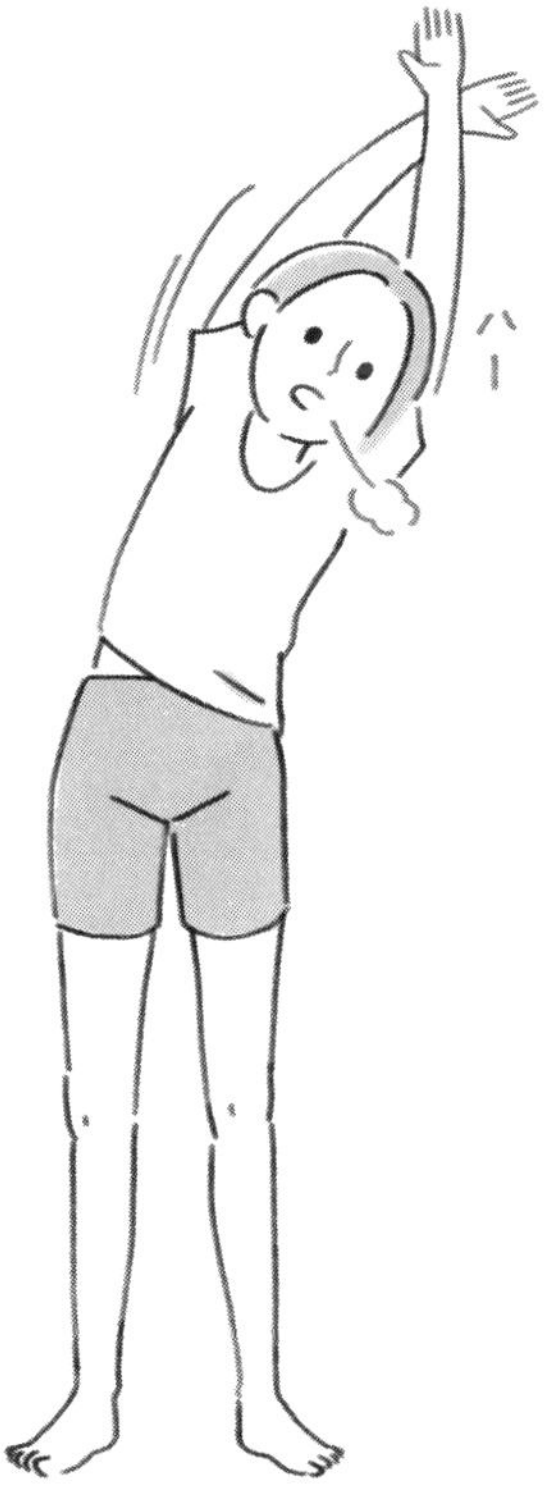

この一連の動きを、５回１セット、一日１～３セット行いましょう。

さらに、①足を肩幅に開いてまっすぐに立ち、②息を吸いながら右手を前、左手を後ろに伸ばし、③息を吐きながら、歩くときに手を振るように、左手を前、右手を後ろに伸ばす――という運動を加えれば万全。こちらは、10回１セット、一日１～３セットを目安に行ってください。

●サーカディアンリズムを意識する

サーカディアンリズムとは、生物にもともと備わっている24時間周期の体内リズムのことです。睡眠の周期、体温、ホルモンの分泌、自律神経系、免疫系といった要素を調節する役割を持っています。

このリズムが乱れると、自律神経や代謝のバランスが乱れ、睡眠障害を引き起こします。肥満や生活習慣病の発症リスクも高めるので、ないがしろにはできません。不規則な生活を送っているとリズムが乱れやすくなり、朝日を浴びずに一日を過ごし、夜は強い照明のもとで活動することを習慣にしていると、状況はどんどん悪化していきます。

もちろん、規則正しい生活をすることが最善策になることは、いうまでもありません。朝日をしっかり浴びて、一日3食をちゃんと摂り、リラックスした状態で入浴をして、寝る前の強い照明は控え、決まった時間に寝ることを心がけましょう。

ここに、適度な運動が加わるのが理想的。食事は、朝食は起床後1時間以内、夕食は朝食から12時間以内に摂るようにすると、正常なリズムをキープしやすくなります。

●「香り」でも自律神経は整う

自律神経を整えるためには、心身ともにリラックスした状態にすることが望ましいのですが、それを支えてくれる要素のひとつに「香り」を挙げることができます。

おすすめは、アロマやお香をたくことです。人間はいい香りをかぐと交感神経の働きが抑制され、副交感神経が優位な状態になると考えられています。やさしい音色の音楽をかけるなどして、リラックスできる雰囲気を作ると、さらに高い効果が期待できるでしょう。

アロマやお香以外では、ハーブティーやコーヒーから立ち込める香りをかぐのもOK。また、ガムを噛んで、鼻腔《びこう》から直接香りを感じるのも効果的です。

●寝る1時間30分前には湯船につかり、深部体温を上げる

自律神経が整った状態と良質な睡眠は切っても切り離せません。それを強力にバックアップしてくれるのが入浴です。

ベストは就寝の1時間30分ほど前にお風呂に入ること。40度くらいのややぬるめのお湯に15分程度つかるのがおすすめで、そうすると深部体温が上昇します。深部体温とは、臓器など体の内部の体温のこと。これが上がった状態から下がった状態へと移行すると、人間は眠気を感じるようになるのです。

お風呂から上がった直後は、まだ深部体温は上がったまま。当然、眠気を感じ

ることはありません。

しかしそこから1～2時間かけて、深部体温は一気に下がります。すると、眠気のピークが訪れるのです。このしくみを利用し、逆算して入浴することによって、質の高い睡眠を得ることができます。そしてそれに連動するかたちで、自律神経も整うというわけです。

第2章

集中力を上げる
5つの練習

ここでは具体的に「集中できるようになる方法」について紹介します。自律神経と環境を整えることで、驚くほどの集中力が手に入ります。

自律神経が乱れた状態では、本当の集中力は手に入らない

多くの人が「集中力が欲しい」と願いながらも、そのポテンシャルを発揮できていません。その理由には、体調不良、睡眠不足、運動不足、休養不足、偏った食事、オーバータスク、心の悩み、環境の変化、加齢によるもの、先天的な要因など、さまざまなものがあります。

集中力を得るためには、自分が思い当たる個々の理由を解決していくことが必要です。しかし、これまた多くの人が複数の理由を抱えているため、何から対応していけばいいのかと困ってしまうでしょう。

そこで、まずはこの一点を心がけるようにしてください。

それは「自律神経のバランスを整えた状態を保つ」ことです。

じつは**集中できないほとんどの要因は、突き詰めていくと、自律神経に起因しています。**

自律神経とは、内臓の働きや代謝、体温などをコントロールするために、自分の意志とは関係なく24時間働き続けている機能のこと。

自律神経には、人間が活動をしているときに活発になる「交感神経」と、リラックスしているときや寝ているときに活発になる「副交感神経」があります。

交感神経が優位になると、血圧が上がり、心と体が活発になった状態になります。そして脳が一生懸命に働くようになり、集中しているときに発生しやすいβ波が出て、集中力が発揮しやすくなります。

ただし交感神経が優位な時間が続くと、アクセルを踏み続けている脳には疲労が蓄積していきます。それを防ぐために、脳に休息を与えるべく、副交感神経が優位な状態に切り替わります。

すると、血圧は下がり、脳は休息モードに入って、脳内にはリラックスしているときに発生するα波が出ます。「集中力が続くのは90分」といわれるのは、この交感神経と副交感神経の波が影響していると考えられているからです。

自律神経を整えたことでモチベーションを取り戻せた

自律神経が乱れて、交感神経と副交感神経がうまく機能しなくなると、集中できなくなります。つまり、安定して集中力を発揮するためには、自律神経を整えた状態を保つことが重要なのです。

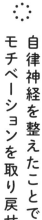

かくいう私も、自身の自律神経がおかしくなったことが、研究を始めたきっかけでした。

私はもともと小児外科医として忙しく働いていました。忙しさに比例して体調を崩すことが増え、精神的にもイライラして集中できなくなり、いつしか休日の夕方には「仕事に行きたくない」と、どんよりした気持ちになっている自分がいることに気づきました。

それまで私は、仕事を嫌いになったことがありませんでした。そのためにとくに意識はしていませんでしたが、仕事にも集中できていたので好きだったのだと思います。

それが、なぜ憂鬱な気持ちに陥りやすくなったのか。

その理由を探っているうちにたどり着いたのが、自律神経です。私がうつに近い状態になり、仕事に対する意識さえも変わってしまった理由――それは自律神経の乱れにありました。

そして、自律神経のことを深く調べていくなかで整え方を手に入れ、集中力にとっても大切な元気とやる気を取り戻すことができたのです。

自律神経を整え、持続集中力を手に入れる5つの練習

集中力が発揮しづらくなる「自律神経の乱れ」とは、いったいどういう状態なのでしょうか。

交感神経と副交感神経には波があります。

一日の大きな波の流れは、朝起きたあとから人間が活動をする日中は交感神経が高まり、対照的に副交感神経は低くなります。人が活発に動けるのも交感神経が優位な状態にあるおかげです。

そして、仕事を終えて帰宅をすると、優位に働いていた交感神経が低くなり、代わりに副交感神経が高くなります。これによって心や体を休める状態が作られ

ますので、自然と自律神経のバランスをとることができるのです。

自律神経が乱れている状態とは、この大きな波のリズムが狂っていること。

たとえば交感神経の波が異常に高いレベルで一日中続き、副交感神経の波が一日中低いままだと、心や体が休まりません。エンドレスでアクセルを踏みっぱなしの状態なので、いつしか心や体に疲れが溜まり、不調をきたします。

一方、副交感神経の波が異常に高く長く続き、交感神経が高まらない場合は、何事にもやる気が起こりません。ずっとブレーキを踏んでいるような状態なので、心も体も前へ進みません。

では、なぜ自律神経は乱れるのでしょうか。

自律神経は変化が苦手です。とくに過度のストレスがかかると、リズムが崩れやすくなります。

ストレスというとネガティブな事象を思い浮かべる方がほとんどでしょうが、

進学・就職・昇進・結婚・出産といった「おめでとう」と声をかけてもらえるような生活の変化も、自律神経を乱れさせることがあります。

もちろん、「自律神経を整えるためにお祝いごとを断れ」というわけではありません。変化にともなうストレスは、悪い面だけではなく、適切であれば人間を成長させてくれますから必要な要素です。

突発的な出来事や変化は、日常的に起こります。それを完璧に避けることはできません。だからこそ、何もない日々は、変化のない規則正しい生活を送って自律神経を保つように心がけておくのが大切。また、そういった生活を心がけておくことによって〝ここぞ〟というときに集中力を発揮できるようになるのです。

5つの練習を通して、「できる人」に生まれ変わる

規則正しい生活とは、古くから続いてきた人類のリズムに合った生活です。朝

日を浴びながら起き、日中は活動をし、日が沈むと寝る。照明を使うようになり、昼も夜も関係なしに活動できるようになったのは、人類の歴史からいうとごく最近です。

人間の自律神経は大昔から変わっていないのに、社会が急激に変わったので乱れやすくなった――こういった側面も否定できないでしょう。

しかし、私がこれまでお会いしてきたなかでは、活躍されている方ほど、どんなに忙しくても睡眠時間はしっかり確保し、朝もしっかり起きて、つねにベストな健康状態にしようと心がけていました。

ただ、そうはいっても、生活スタイルを急に変えるのは難しいでしょう。そこで、自律神経を整え、集中力を底上げする練習法を考案しました。

簡単でチャレンジしやすい内容を意識して作りましたが、すべてを一気にやる必要はありません。できそうなものから始めてみてください。

LESSON 1

集中力を高める睡眠法

自律神経を整える最大のポイントは、睡眠です。

ほかの方法で自律神経を整えようとしても、睡眠の量や質が足りなければ、たちまち不調に陥ります。しっかりとした睡眠をとり、副交感神経を上げ、交感神経が優位だった日中の心や体の疲れをとることで、はじめて自律神経のリズムは保たれるのです。

そして集中力を発揮するために大切なのも、睡眠にほかなりません。

睡眠不足のぼけっとした頭では集中力が発揮できないことは、子どもでもわかると思います。

もう少し具体的な話をすると、睡眠が不足すると夜に優位になるはずだった副交感神経の上昇が抑えられるので、心や体が休まりません。寝不足で朝を迎えて仕事に行くと、やること山積み、変化も山積み、しかし心や体がオーバーワーク気味なので、集中して対応することができなくなってしまいます。

この状態が何日も続くと、どうやっても睡眠中に副交感神経が上がらなくなり、ますます集中できなくなってしまいます。それだけでなく、自律神経失調症などの病気を患うことにもなりかねません。

そうなると、明らかに体調が悪くなってくるので、もはや集中どころではなくなってしまいます。

「光断ち」をすると睡眠の質が上がる

では、どのような睡眠をとればいいのでしょうか。

質のいい睡眠をとるポイントは、副交感神経が上がってくるタイミングに合わせて眠ること。個人差もありますが、睡眠時間は6~7時間は欲しいところです。

光に気をつかうのも、睡眠の質を上げるコツです。暗くなると眠る、明るくなると起きるが原則。眠りにつく1~2時間前には照明を暗めにし、テレビやスマホなどの光を見ないようにしましょう。就寝直前に電気を完全に消す「光断ち」をして床につくことにより、副交感神経がしっかりと上がり、充分な休息がとれるようになります。

朝は窓から入ってくる光で目を覚ます、もしくは起きたあとにカーテンを開けて朝日を浴びるのが理想的です。朝日を浴びた時間から自律神経は活性化し、日中に活動できる状態にしてくれます。

もちろん、朝日を浴びなくても起床はできるのですが、なかなかスイッチが入らずにだらだらしている状態が続いてしまいます。

朝日には体内時計を調整する効果もあります。体内時計は自律神経とも密接に関わっており、朝日を浴びると、メラトニンという睡眠ホルモンの分泌がストップするのです。

メラトニンは起きてから14～16時間後に分泌されるので、夜（21時～23時）に自然と眠りやすい状態になります。

日光を浴びると、セロトニン、俗にいう〝幸せホルモン〟も分泌されます。セロトニンは精神を安定させ、ストレス耐性ができ、ポジティブな気持ちにしてくれます。

これも、集中しやすい体調につながります。

入浴のタイミングは、深部体温の低下時間から逆算する

体温に気をつかうのも、睡眠の質を上げるコツのひとつ。

副交感神経は、体温が下がったときに活性化しやすいという性質があるので、

就寝の1時間30分ほど前にお風呂に入り、40度くらいのぬるま湯で、全身浴で5分、半身浴で15分くらい体を温めるといいでしょう。

その後、1~2時間かけて体温が下がってきたタイミングでやってくる眠気をうまく利用することで、良質な深い眠りにつくことができます。

高温のお風呂に入ったり、長時間入浴したりすると、交感神経が優位になりやすく、眠りを妨げる原因になるので注意しましょう。

毎日6~7時間の睡眠時間を確保するのが難しいという人は、せめて週に一日は「睡眠の日」を作るようにしてください。寝不足のまま仕事を続けても、集中力は発揮できません。結局はパフォーマンスが落ち、体調も悪くなっていきます。

仕事の都合で昼間にしか寝られないという人もいるかもしれませんが、就寝時間と起床時間を決めて、眠るときは暗くする、起きたあとは光を浴びることを習慣づければ問題はありません。
集中力を発揮するためには、まず今の睡眠を見直してみてください。

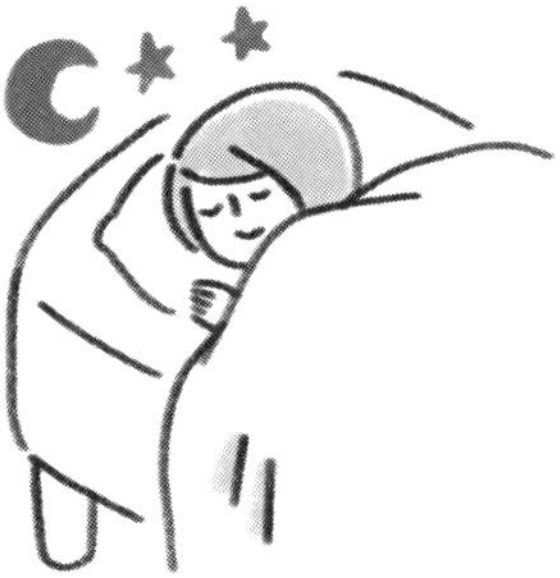

LESSON

2 集中力を高める呼吸法

人間は不安を感じたり、緊張したりすると、平常時より心臓がドキドキします。この症状を医学的には「動悸」といいますが、命運を分ける重要な会議だったり、好きな人に告白をしたり、夜にひとりで歩いていたら物音で驚いたり……などなど、みなさんも日常生活のなかでドキドキすることは少なからずあるでしょう。

こういった類の動悸に関しては生きるうえで必然的なものなので問題ありませんが、たとえば「夜に眠ろうと思って布団に入ったのに、心臓がドキドキしてしまって寝つけない」といった具合に、ドキドキする必要のないシーンでドキドキしてしまう。そのような場合には自律神経が原因となっているかもしれません。

動悸が起きて眠れないときには、息を大きく吸って深呼吸をする。これだけで症状が改善することも珍しくないように、深呼吸によるリラックスは自律神経を整える手段としても非常に効果的なものになっています。

また、〝自律〟神経という名前のとおり、24時間、365日、自分の意志とは関係なく働いているものなので、習慣によって間接的に自律神経の乱れを正していくことはできても、ダイレクトに軌道修正をはかることはできません。

そういった観点からも深呼吸という自分の意志を起点に行えるものには有用性があり、呼吸の習慣を身につけることが、ひいては日々の生活で乱れた自律神経を整えることへとつながっていきます。

「1：2呼吸法」で副交感神経の力を底上げする

自律神経を整える呼吸法として、もっともおすすめしたいのは、鼻から息を3〜4秒吸い、口から6〜8秒吐く「1：2（ワンツー）呼吸法」です。

人間にとって「呼吸」と「健康」が密接な関係にあることは古くからいわれており、深呼吸をすることでリラックス効果が得られるというのも、手や足の先にまで巡らされた末梢《まっしょう》血管の血液量が増加することに起因します。

これは血流測定機器「ドップラー」を導入した際に私自身も驚かされたのですが、呼吸を止めた瞬間に末梢の血液量が一気に少なくなり、深呼吸をすると瞬く間に回復するという事象を目の当たりにしました。

つまり、人間が無意識に行っている呼吸という動作には、これほどまでに体の状態を瞬間的に激変させる力があるということがわかったのです。

深呼吸によって副交感神経が優位になり、末梢まで血流がよくなると、おのずと腸内環境も整い、それによって免疫細胞の活性化まで見込めます。

現代人はストレス社会で自律神経が乱れに乱れていますので、呼吸を整える術を身につけるだけでも効果はてきめん。「１：２呼吸法」を続けることで、日々の生活のなかで速くて浅いものになってしまっていた交感神経優位な呼吸が、副交感神経優位のゆっくりと深いものになります。

呼吸によって自律神経の乱れが整うばかりか、免疫力も向上することで、ストレスやプレッシャーに強く、集中力の低下をリセットできる心と体を手に入れることができるでしょう。

たかが呼吸、されど呼吸。人間が生きていくうえで必要不可欠なものであるからこそ、しっかりとした習慣を身につけることが大切なのです。

LESSON 3

集中力を高める運動法

子どものころは「何が体にいいんだろう？」と効果がわからずに続けていたラジオ体操。大人になってから久しぶりにやってみると、体のあちこちが痛み、「こんなにつらい動きだったっけ？」と実感する方もいるのではないでしょうか。日ごろから意識的に取り組んでいなければ、年をとるにつれて運動する機会は減り、運動自体も限られたものしかできなくなっていきます。

自律神経のバランスを整えるためには運動が必要不可欠ですので、これから紹介する3つの運動を無理のない範囲で取り組んでみましょう。

① モーニングウォーク

朝は、寝ているときに優位だった副交感神経から交感神経へと自律神経のスイッチが切り替わるタイミングです。とはいえ、部屋の電気照明をつけるように、瞬時に行われるものではありませんので、その切り替えがスムーズになるよう補助してあげるとよいでしょう。

とてもシンプルで、いちばん手っ取り早いのが朝のウォーキング。

「運動をしなければならない」といわれると、どこかきついトレーニングをイメージしてしまいますが、家の周りを散歩するだけでも充分です。

早朝のウォーキングには体内のリズムを整える効果があります。澄んだ空気をたっぷりと吸い、ぼんやりと季節の移ろいを感じながら景色を眺める。

この〝ぼんやり〟ということが脳にとっても非常に有効的で、人間はぼんやりしているときに「デフォルト・モード・ネットワーク（ＤＭＮ）」という脳内システムに移行しています。このＤＭＮが活発になると、脳がすっきりと整理され、創造力が高まり、さまざまなアイデアが浮かびやすくなるとされています。

日中、効率よく仕事を行うため、脳のパフォーマンスを最大限発揮するためにも、モーニングウォークでぼんやり時間を過ごすことは有用といえるでしょう。

②リズミカルウォーク

一方で、夜遅くまで仕事をしている人であれば、朝早く起きて散歩の時間を作るというのも難儀なもの。睡眠時間を短縮し、充分な休息を確保できないことで自律神経のバランスを崩してしまっては本末転倒です。

そういった場合には、仕事に行くまでのあいだに歩くことを心がけましょう。

理想的なウォーキングフォームは、背筋をしっかりと伸ばし、肩の力を抜き、シャキシャキとリズミカルに歩くこと。

意識的にエレベーターやエスカレーターを使わないだけでも、日常的に運動量を確保することになりますし、運動の実感を持てるだけでも「運動する時間を作れない」「やりたくてもやれない」というストレスを減らすことになります。

繰り返しになりますが、「運動をしなさい」といわれたからといって気構える必要はありません。ささいなことを積み重ねるだけでも、血流がよくなったり、免疫力が高まったり、本当にいいことずくめです。

あれこれ考えている暇があるのであれば、とりあえずリズミカルに歩いてみましょう。昨日より少しでも歩数が増えているのであれば、間違いなく運動量は多くなっているのですから。

③全身スクワット

「世界20カ国のうち、日本人の成人がもっとも座っている時間が長い」

昔から座位時間と死亡リスクの相関性についての研究は多くありますが、日本人の成人は一日で平均7時間は座っているとされています。

そして、世界各国と比較しても〝座りすぎ〟といわざるを得ない結果であったことが、オーストラリアにあるシドニー大学の研究者によって報告されています。

ほかにもスウェーデンにあるウプサラ大学の研究者の実験結果に基づいた、「人間は座っている時間が短くなると、寿命の指標とされるテロメアが長くなる傾向にある」という論文にも注目できます。

厳密にいえば、染色体上のテロメアは赤ちゃんのときがもっとも長く、加齢とともに短くなっていくのですが、座っている時間を減らすことで、その長さを保ちやすくなるのです。

また、そもそも人間の筋肉は60〜70%が下肢に集中しているため、座っている時間が長ければ長いほど筋肉量が衰え、老化が進み、免疫力も低下していきます。このことについては世界保健機関（WHO）も「座位時間の長い生活は、がんや糖尿病、心臓病を引き起こす原因になる」と警鐘を鳴らしています。

こういった座位時間と自律神経の関連性を考えた場合、効果的な筋力トレーニングとしておすすめしたいのは全身スクワットです。

●両足を肩幅に開き、両手を頭の後ろで組む。背筋を伸ばして息を吐きながら、ひざが90度になるまでゆっくり腰を下ろしていく。

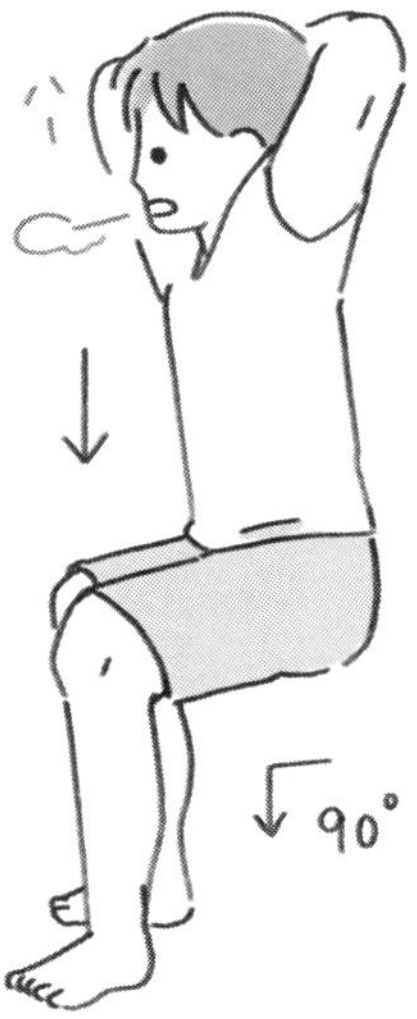

●息を吸いながらゆっくりひざを伸ばしてもとの姿勢に戻す。

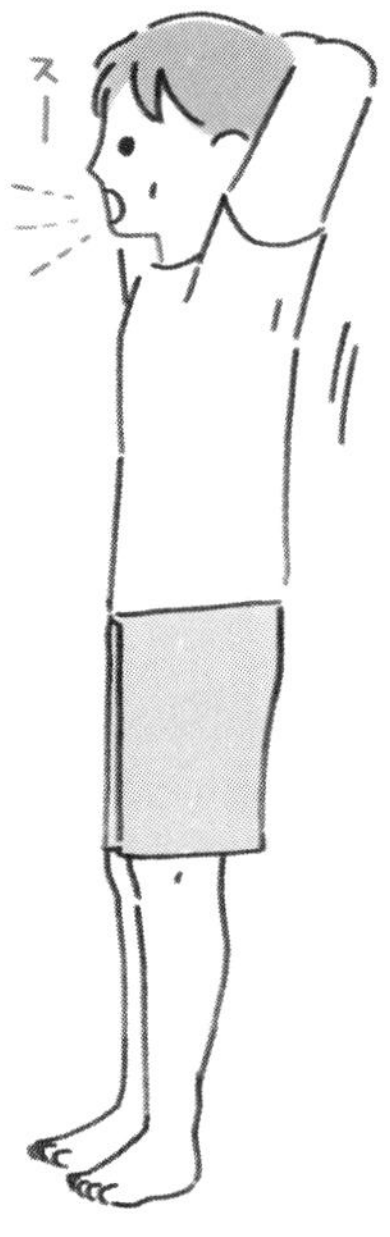

このふたつを1セットとして30回ほどを目安に行いましょう。

毎朝、私は仕事に行く前のルーティンとして全身スクワットを取り入れています。

何も特別な道具は必要ないし、短時間でサクッと終わらせることもできるので、手軽なうえに、下肢の筋力アップだけでなく、腸や骨盤まわりの筋肉（腸腰筋や骨盤底筋群）まで鍛えることができます。

だから、やらない手はありません。

とくにデスクワークの多い人は、休憩の合間にスクワットをするとよいでしょう。昨今では立ちながら仕事や作業をするスタンディングワークを推奨する会社も増えてきましたが、立ったり座ったりの動作を繰り返すことで血流が改善されると、基礎代謝が上がり、自律神経のバランスを整える効果が見込めます。

残念ながら人間の集中力は何時間も続きません。もし、休憩をすることにとまどいがあるのであれば、仕事の効率アップを促す手段と銘打ち、エクササイズも兼ねて全身スクワットをするとよいでしょう。

私も45分間仕事をしたら、15分間は歩いたり、このスクワットをしたり、休憩時間を挟むようにしています。

がむしゃらに働いても質の高い仕事はできず、疲れも取れにくくなる。疲れた体では仕事のモチベーションも上がらず、ダラダラと仕事をすることで座っている時間が長くなる――まさに自律神経のバランスを崩す負のスパイラルです。

集中力を高める観点からも、15分間の休憩中にスクワットをすることには大きな意義があり、次の45分間を思いっきり集中するためにも欠かせない手段といえます。

LESSON

4 集中力を高める腸内環境の整え方

みなさんも緊張するとトイレに行きたくなったり、お腹を下したりした経験があるのではないでしょうか。

じつは人間が感じるストレスは、脳から腸へと出されている命令を強くしてしまうため、その消化器運動にも大きな影響を与えるとされています。

ストレスによって腸の収縮運動が激しくなると、普段よりも便が腸内を通過する速度が上がってしまい、便から充分に水分を吸収できずに下痢を引き起こしてしまう、というのが一連のメカニズムです。

ストレスが自律神経のバランスを崩す大敵であることは、これまでにも繰り返しお伝えしてきました。

しかし、ピンチはチャンス。自律神経によって腸の働きがコントロールされるのであれば、逆説的に腸内環境を整えることで自律神経の乱れも改善できるということです。

①「寝起きの1杯」で腸も起こす

自律神経のバランスを整えるうえで大切になるのが、朝の過ごし方。

目覚めとともに交感神経は働き始めますが、「今日も一日がんばろう！」とやる気に満ちているのであれば、自律神経も良好な状態にあるといえるでしょう。

一方で、起床して早々に憂鬱な気分になってしまう人は、充分な睡眠が得られていなかったり、副交感神経の働きが悪かったりする可能性があります。

そんなときにおすすめしたいのが、コップ1杯の水を飲むことです。

ちびちびと飲むのではなく、ぐいっと一気に飲み干してください。

こうすることで胃に重さが加わり、その下にある大腸の上部が刺激されることによって、腸の働きを促すことができます。これを胃結腸反射といいますが、腸が伸縮するぜんどう運動を始めることによって、副交感神経の働きが高まるのです。

②やっぱり食事は一日3回がベスト

結論からいうと、自律神経のバランスを整えるためには一日に3回の食事がベストであり、ここに異論の余地はありません。

たとえば、現代社会では運動不足が深刻な問題でもあるので、一日に必要な摂取カロリーをオーバーしてしまい、太ることを懸念して、食事の量ではなく食事の回数自体を減らしてしまう人がいます。

しかし、食事には腸の働きを促す役割もありますので、先ほどの「コップ1杯の水」と同様に定期的に腸に刺激を与えることが、自律神経のバランスを整えることにも一役買っているのです。

腸には「刺激を加えることによって動く」という、臓器としておもしろい性質があります。

みなさんも、便秘のときにはお腹をマッサージして排便を促しますよね。要するに、一日の食事が1回であれば、腸には1回の刺激しか与えられず、同様に食事が2回であれば2回、3回であれば3回ということになります。一日の刺激が2回以下というのは少なすぎなので、腸をサボらせてしまっているともいえます。

逆に回数が多ければ多いほどいいというわけでもなく、つねに何かを食べ続けているようでは、腸も働きすぎでダウンしてしまいます。あくまでも適度な刺激と休息が必要なので、腸にとっては一日3回の食事が好ましいでしょう。

③食物繊維の力で〝腸元気〟にする

脳と腸は密接な関係にあるため、自律神経が乱れると便秘や下痢といった症状になって現れますが、そういった体調にあるときは得てして気持ちが沈んでいたり、何事にもやる気が起きなかったり、メンタル面にも不調を抱えています。

腸内環境が悪化すると、血流が乱れることによって「うっ滞」を引き起こします。これは腸の運動（ぜんどう運動）がしっかりと働かないために流れが悪くなり、いわゆる腸の動きが滞ってしまっている状態。うっ滞になると腸内で大腸菌やウェルシュ菌といった悪玉菌が増えてしまうので、腐敗物や毒素をたっぷり含んだ血液が全身へと送られてしまいます。

メンタルが不調なときに便秘や肌荒れ、生理痛、アレルギーなどを引き起こすのもこのためです。

一方で、便秘や下痢を治そうと腸内環境を整えると、日ごろから悩まされていたうつの症状まで改善したというケースが珍しくありません。

私たちは食事によって栄養分を摂っていますが、それを吸収して血液を作る働きを担っているのが腸管です。腸が〝第二の脳〟ともいわれるように、腸内環境を整えることが、ひいては自律神経の乱れを整えることにもなるのです。

日本人は食物繊維が不足しがち

腸の働きを改善させ、腸内環境を良好な状態に保つためには、食物繊維の摂取が好ましいでしょう。

食物繊維は人間の消化酵素では消化されにくい栄養素の総称であり、人まかには「不溶性食物繊維」と「水溶性食物繊維」のふたつに分類されます。

不溶性食物繊維は、腸の中で水分や老廃物を吸収して膨らむため、便のかさが増し、ぜんどう運動を促す効果があります。

ただし、便秘の場合は便が硬くなりすぎてしまうので、あまり摂りすぎないよう気をつけましょう。

水溶性食物繊維は、水分を含むことでゲル状になり、水分量も増えることで便を柔らかく、排出しやすい状態にしてくれます。便秘のときには意識して摂取するとよいでしょう。

そもそも日本人の場合は、一日の食物繊維の摂取量自体が不足しているといわれています。

そのため、あまり不溶性や水溶性といったことにはこだわらず、ひとまず食物繊維が豊富な食品の摂取を心がけたほうがいいかもしれません。

食物繊維が豊富なおもな食品については次ページに記しましたので、参考にしてみてください。

不溶性食物繊維が豊富な食品

- バナナ
- じゃがいも
- さつまいも
- ほうれんそう
- 大豆
- しいたけ
- 玄米など

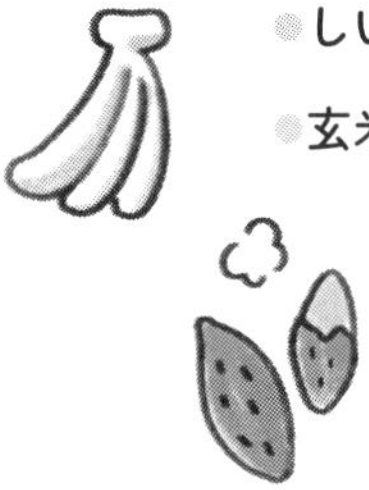
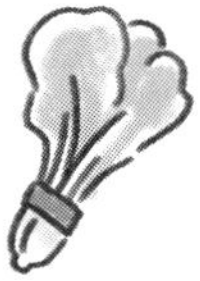

水溶性食物繊維が豊富な食品

- わかめ
- 昆布
- りんご
- いちご
- だいこん
- オクラ
- なめこなど

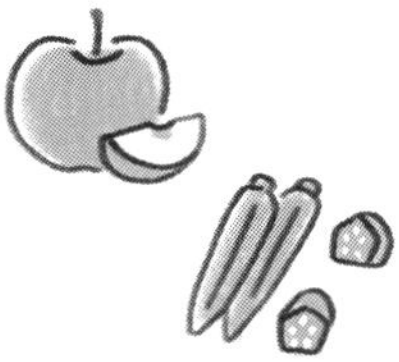
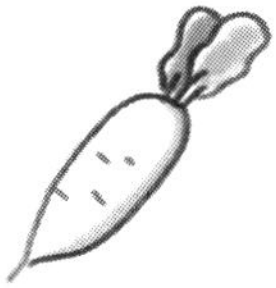

どちらの食物繊維も豊富な食品

- ごぼう
- にんじん
- かぼちゃ
- アボカド
- 納豆など

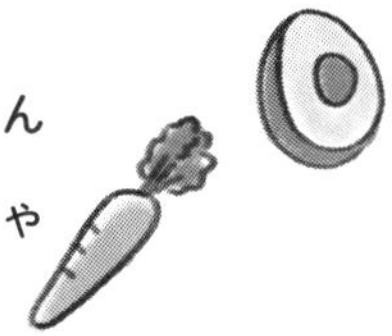
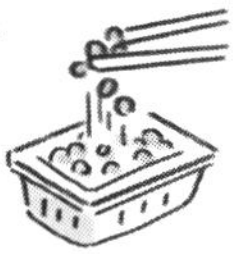

LESSON

5 集中力を高める食事術

最初にお伝えしておくと、私は糖質制限（&それにともなうダイエット）に対して、やや否定的です。

糖質オフの食生活をしばらく続ければ、確かに体重は減ります。肥満の原因となる体脂肪は、糖質を過剰に摂取してしまったことによって生じるからです（本書のメインテーマからは外れるので、詳細な肥満のメカニズムについては割愛します）。だから、糖質制限にストイックに取り組めば取り組むほど、体はみるみるうちにやせていくでしょう。

肥満が解消されれば、生活習慣病などの重篤な病気にかかるリスクを下げることができます。そこに異論を挟む余地はありません。

しかし、糖質制限をいざ実践してみると、これがなかなか、というよりものすごく大変です。

糖質とは、炭水化物を構成するひとつの要素。つまり、ごはん、パン（小麦粉製品）、麺類など、いわゆる主食と呼ばれるものに大量の糖質が含まれており、これらを我慢しなければならないからです。

想像してみてください。主食をほとんど口にしない、もしくは摂取する量を大きく減らす生活を……。

ほとんどの方は、食べたいものを我慢することがストレスになると思います。そして、ストレスが溜まると自律神経が乱れます。その後の説明はもういらないですよね。健康のためにやせようとしているのに、それが逆に健康を害する引き金になりかねないのです。

また、過度な糖質制限ダイエットは、総じてリバウンドを引き起こす傾向にあります。そうなったら、元の木阿弥でしょう。

無理のない糖質制限で集中力を得る

ただし、条件付きであれば、糖質制限を許容することができます。

その条件とは、次のふたつです。

①「ここ一番」で集中したいイベント等が控えているとき
②糖質制限は、急激にではなく、一定期間をかけて計画的に行う

なぜこの条件をクリアできればOKかというと、無理のない中長期的な糖質制限は、集中力を高める効果があるからです。日々の生活や仕事において必要とされる集中ではなく、特別な目的や意味を持つイベントが控えているときに、実践してみるといいでしょう。

たとえば入学試験、資格試験、昇進試験など、大事なテストがあるとき。ある

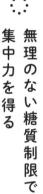

いは、重要なプレゼンや発表会など、人前で何かを理路整然と説明する必要があるとき。将棋、囲碁、チェスなどを趣味にしている方（競技者の方）が、絶対に負けられない対局に臨むとき。そんなシチュエーションを挙げることができます。

いきなり「炭水化物を完全に断つ」といったような過激な糖質制限をしても、集中力は高まりません。糖質が不足すると脳が活発に活動しなくなり、かえって集中力の低下をまねく可能性があります。大事なのは、じっくりと無理なく行うことです。

栄養のある食事を摂りながら、ゆるやかに糖質制限を続けていると、脳がその状態に慣れ、糖質ではなくケトン体というエネルギー源を使うようになります。そうすれば、脳の活動の低下を心配する必要はありません。その状態にもっていくためには、だいたい1～2週間程度を見ておけばいいでしょう。

ここからは、糖質制限が集中力アップにつながる理由を説明していきます。

最大の効果は、眠気が起こりにくくなることです。

ごはんものや麺類などを食べると、糖質がブドウ糖に分解され、血液中に吸収されます。すると、血糖値が上昇します。血糖値が上昇すると、これを抑制するためにインスリンというホルモンが分泌され、血糖値を下げてくれます。血糖値が急激に下がると、人間の頭はぼーっとした状態になり、眠くなります。

つまり、糖質をセーブすることによって眠気が解消され、集中力をキープしやすくなるのです。

血糖値が乱高下すると、眠気をもよおすだけでなく、イライラするなどメンタルのバランスも崩します。そうなれば、集中しにくくなるのは自明の理。

その逆に、血糖値が安定していれば、集中しやすくなります。食前にガムを噛むと、血糖値の抑制効果にもつながるのでおすすめです。


疲れにくくなる、というのも理由のひとつです。

糖質をエネルギーに変えるためにはビタミンB_1が必要になるのですが、糖質を過剰に摂取するとビタミンB_1が不足して、糖質がスムーズにエネルギーに変換されにくくなります。そして、エネルギー不足が疲労をまねくのです。

また、糖質が分解される際には、乳酸が発生します。この乳酸が溜まると、首や肩がこりやすくなります。つまり、糖質をセーブすれば、疲れもこりもなくなり、体を集中しやすい状態にもっていけるということです。

そして、糖質制限ののちに体がやせると、やる気を増幅させる作用を持つドーパミンというホルモンに対する感受性が高まります。太っているときよりもやせているときのほうが、やる気が出やすくなるのです。

やる気が出れば集中力が上がる――その関係性はよく理解できるでしょう。

このように、糖質制限は集中力アップを後押ししてくれます。「ここ一番」のイベントが控えているときは、計画的に取り組んでみるといいかもしれません。

集中に入りやすくなる習慣を作る6つのステップ

人間が集中して作業をすることに適しているのは午前中であり、とくに9時から10時出社の場合、出社後から昼食までは〝ゴールデンタイム〟と呼ぶにふさわしい時間帯です。

そのゴールデンタイムを有意義なものにするためには、いったいどんなことを心がければいいのか？

仕事や勉強がはかどったと満足いくものにするためには、いったいどうすればいいのか？

ここでは集中するために取るべき行動、いわば仕事や勉強に向かうまでのルーティンを「6つのステップ」として紹介していきましょう。

STEP 1 起きる時間を少しずつ早くする

「さあ、やるぞ」とデスクに向かうまでのルーティンと聞くと、その直前のことばかりを考えてしまいますが、もっとも大切なのは朝の過ごし方です。

たとえば、「寝坊をしたために焦って支度をしたら忘れ物をしてしまった」「自分が使いたいタイミングで洗面台やトイレを家族に占拠されていてイライラしてしまった」などなど、朝に余裕がないと自律神経を乱す出来事が多発しがちです。

ここで注意していただきたいのは、一度でも自律神経のバランスが乱れると、そのあと2~3時間は整ってくれないということ。つまり、せっかくのゴールデンタイムを棒に振ることになってしまうわけです。

少しでもベッドで横になっていたい――そう思う気持ちはわかりますが、その一時をがんばるか否かに、一日の明暗がかかっているといっても過言ではないのです。

いきなり今より1時間も2時間も早起きするのは酷ですから、5分、10分、20分と、段階を踏みながら早起きする習慣を作っていきましょう。

朝の時間に余裕を作ること。それが心に余裕を生み、自律神経のバランスを整え、集中するための土台となっていくのです。

STEP 2 「見ざる・聞かざる・言わざる」で心に余裕を作る

集中するためには感情のコントロールが欠かせません。

心に余裕を作るためのポイントとして、早起きのほかにお伝えしたいのは、さまざまな情報をシャットアウトすることです。

その手本として見習いたいのが、「見ざる・聞かざる・言わざる」の三猿。江戸初期に彫刻家・左甚五郎《ひだりじんごろう》によって作られた日光東照宮のレリーフが有名ですが、この三猿の教えは古代エジプトや中国、インド、アフリカなどにも見られ、いずれも不必要に見たり、聞いたり、言ったりすることが、人間にとって害になることを説いているそうです。

これを今の時代に当てはめるのであれば、現代病とされるスマホ依存、とくに情報があふれかえっているＳＮＳは最たる例といえるかもしれません。

ことあるごとに誹謗《ひぼう》や中傷が問題となるＳＮＳですが、仮に正論であったとしても、厳しい口調で書かれている文言を目にすると人はストレスを覚えます。

また、見たくない、知りたくない情報が、意図せず目に入ってしまうのも困りもの。ＳＮＳは対人関係のストレスに自ら飛び込んでいくようなものなので、まずは見ないこと。集中力を妨げる通知音もオフにして聞かないこと。反応が気になってしまうので自分もいわないこと。集中したいときにはスマホ自体を手元に置かない。これを徹底すべきでしょう。

私は外部刺激となるものはすべてストレスであるとすら考えています。視覚、聴覚、触覚、味覚、嗅覚など、感覚器官から得られる情報は、いずれも自分のペースを乱す可能性があるものです。

社会人にありがちなのは、いの一番にメールをチェックしてしまうこと。メールは受信者が好きなタイミングで開封し、好きなタイミングで返信できるものです。しかし、多くの人が朝一番で確認してしまい、それによって自分のペースが乱され、自律神経のバランスが崩れてしまうことが少なくありません。

職場によっては難しいかもしれませんが、集中力を切らす隙を与えてしまうメールの確認は、タイミングを考えて行ってください。

STEP 3 外との温度差を7℃以内にする

梅雨時になると憂鬱な気分になったり、季節の変わり目には体調を崩しやすかったり、持病のある人は具合が悪化してしまったり。みなさんも天気によって体のコンディションが変わった経験があるのではないでしょうか。

じつは、こういった症状にも自律神経が関係していることがわかってきました。精密機械のように緻密で繊細な自律神経は、気候の変化にもとても敏感です。四季で見ると、春先から夏にかけてバランスが乱れやすい傾向にあり、これを温度で考えるのであれば、とくに「寒い」から「暑い」への変化を苦手としていることがわかります。

もっとも、最近の冬は温暖化の影響でコートがいらない日も多く、思いのほか過ごしやすい環境になっていますので、なおのこと夏の湿気や暑さが堪《こた》えている側面があるかもしれません。

自律神経は温度差に非常に敏感であることを念頭に置くと、集中する環境を整えるためには、**部屋の温度調節も重要**になってきます。

たとえば、暑いときにクーラーをガンガンに効かせた部屋に入ると、サーッと汗が引き、その涼しさがとても気持ちいいですよね。しかし、自律神経にとっては非常に迷惑な話。その温度差にびっくりしてパニックに陥ってしまうため、しばらくは落ち着かない状態が続いてしまうでしょう。

ちなみに、外気温と室内の温度差が7℃以上あると自律神経は過剰に働いてしまい、場合によっては寒暖差疲労で過労を起こしてしまいます。冷え症や頭痛、肩こり、首こり、全身倦怠感、イライラ、不安、めまい、胃腸障害、アレルギーなどの症状が出たときは、部屋の温度を快適に保つよう心がけてください。

盲点となりやすいのは「車に乗るまでなら……」「新聞を取りに行くだけなら……」「ゴミ出しをするだけなら……」という、ちょっとした移動時の油断です。

自律神経は一度でも乱れてしまうと整うまでに時間がかかります。外にいる時間はほんのわずかであったとしても、外気温との温度差には注意しましょう。

STEP 4 定期的に深呼吸してよい酸素を全身に届ける

自律神経のバランスがとれている状態にあると、全身の血流が安定することにより、一つひとつの細胞に質のよい血液を送ることができます。

これによって体調もいいコンディションへと整えられますので、おのずと集中力も高まり、脳の働きも活性化しやすくなります。

この血流に着目するのであれば、仕事や勉強で集中したいときの姿勢も大切。デスクに向かった瞬間こそ背筋をピンと伸ばしていたとしても、人は知らず知らずのうちに楽な姿勢をとろうとするので、気づくと猫背になっているものです。

背中が丸まっている状態だと、首（頸部）の筋肉が緊張するため頭と胴体をつなぐ神経や血管に負担がかかり、血流が滞ることで脳や内臓に充分な血液や酸素を送ることができなくなってしまいます。

また、胸部が圧迫されることによって呼吸も浅くなるでしょう。浅い呼吸は交感神経を優位に働かせますので、イライラしたり、焦りが出たり、何かと集中力を欠きやすくなります。

ずっといい姿勢をキープすることは難しいので、30分に1回くらいはゆっくりと深呼吸をして副交感神経に働きかけつつ、もう一度ビシッと姿勢を整え直して血流の改善を促しましょう。


姿勢を正すポイントとしては、しっかりと骨盤を立てて、お尻を椅子の背もたれにつけるようにして座ること。あまりにも集中できないときには、天井を見上げてみるのもいいでしょう。上を向くことによって顎が上がると、おのずと気道が開いて深い呼吸ができるようになります。

メリハリをつけるうえでも短時間のリラックスは有効ですし、深呼吸をすることで欠乏していた酸素が脳に行き渡るようになります。

酸素摂取は一時的に記憶力を高めるといったデータもありますので、血流を意識したよい姿勢を作ることが、より高度な集中へと昇華してくれます。

STEP 5 整理整頓で集中すべきことを明確にする

集中力が続かない原因のひとつに、明確性の欠如があります。

「何から手をつければいいのか」

「どこまでを達成の目標とすればいいのか」

「いつまでに終えればいいのか」

こういったビジョンがクリアになっていないと、今の自分が集中して仕事や勉強をこなせているかどうかがわからず、不必要に焦ってしまうことがあります。


最近ではマルチタスクといった言葉が仕事のできる人の代名詞となっていますが、マルチタスクというのは並行して物事を進められることではなく、瞬時に頭を切り替えながら、細かく目標を達成する力のことを指します。ほとんどの人が物事を同時に進行できる能力と思っているのではないでしょうか。

「今、何を優先し、どこまでをノルマとすべきか」

これを意識することが、高い集中力を作りあげるためには欠かせません。

複数の仕事をそつなくこなせる人のマルチタスク能力は、「ひとつの作業に集中し、それを達成して次に進む」を繰り返すことによって発揮されているといえるでしょう。

まずはやるべきことを整理整頓する——これが集中力を高めるコツのひとつです。

また、整理整頓にかこつけるのであれば、デスク周りの備品やパソコンのフォルダの片づけもおすすめ。ただし、一気に片づけてはいけません。自律神経は急激な変化を嫌いますので、一気の片づけはストレスを与え、交感神経を過剰にし、副交感神経の働きをガクンと下げるので注意が必要です。

「部屋の模様替えをしようと意気込み、満足のいくきれいな配置になったにもかかわらず、なぜか精神的に疲れた」

みなさんもそういった経験がないでしょうか。

本来、整理整頓は気分をすっきりさせてくれますので、自律神経を安定させる働きがあります。これを有効的に活用するためには、毎日コツコツ、少しずつテーマを決めて片づけること。これがポイントです。

片づけのタイミングとしては、食後の眠くなった時間帯などを利用するとよいでしょう。デスク周りがきれいに整理整頓されると、気持ちよく仕事や勉強に向かうことができますよ。

STEP 6　一日を上手に終わらせて、翌日に備える

明日、一日の集中力を高めるためには、その前日をいかにして終わらせるべきか。

その具体的な手段についてもご紹介しておきましょう。

この世の中を生きていると、楽しいことばかりではありませんよね。

むしろ、ネガティビティバイアスといって、人は悪いことやつらいこと、苦しいことのほうが記憶に残りやすいとすらされています。

深い後悔や大きな悲しみ、激しい怒りなどは自律神経にストレスを与えるので、なるべく早く感情をリセットしなければなりません。

そういった心のモヤモヤを吐き出す手段として、私自身もかれこれ10年以上続けているのが「3行日記」です。

3行日記はセブンラインズというカルテの書き方を応用したもので、その日にあった出来事を次の3つのポイントに要約して書き出す作業を指します。

①1行目は「今日、いちばんダメだったこと（失敗したこと）」
②2行目は「今日、いちばんよかったこと（うれしかったこと）」
③3行目は「明日、必ずやりたいこと（小さな目標）」

この3行日記を書くときの注意点は、「①→②→③の順番で書くこと」と「手書きであること」のふたつです。

日記というと「何を書けばいいんだろう？」と思い悩んでしまうかもしれませんが、ひと言の短文で問題ありません。

そして、誰かに見せるものでもないので、感情のおもむくままに書き連ねてしまって大丈夫です。というよりも、感情を整理するための作業なので、自分の心に素直に従って書き出すべきでしょう。

文字を書くことで自律神経は整う

まず、ダメだったことや失敗したことを振り返り、自分自身が成長するためにも反省する機会を設けます。

次にモチベーションを上げるために、よかったことやうれしかったことを考えます。日本人は自分自身を責めてしまいがちで、反省にばかり重きを置いてしまうところがあります。暗い気持ちを引きずらないためにも、①→②の順番で書くことの大切さがわかるのではないでしょうか。

最後に、明日の小さな目標を立てて3行日記を締めましょう。目標を明確にすることの大切さは前項でもお伝えしてきましたが、前日の段階でやるべきことをはっきりさせておけば、当日に「何をすればいいんだろう？」と考える必要がなくなります。

また、「明日は○○をがんばろう！」と前向きな気持ちで眠ることができるので、自律神経にとっても好循環が生まれるようになります。

「手書きであること」の理由については、文字を書くこと自体に心を落ち着かせ、自律神経を整える効果があるからです。たとえば「写経」をイメージするとわかりやすいかもしれませんね。

今日一日の出来事をゆっくりと振り返りながら筆をとることで、おのずと呼吸のリズムも整い、自律神経の乱れもスッと落ち着くようになります。

その日にあった嫌なことやストレスは、その日のうちに吐き出してしまいましょう。一日の最後に3行日記を書く――このちょっとした時間があることによって、翌日の集中力がいっそう高まるといっても過言ではありません。

最後に、集中するための環境を整える

高い集中力を発揮するためには、自身の体を整えていくだけでなく、集中しやすい環境を整えていくことも大切です。

とくに仕事においては、働き方も多様化し、私の患者さんでも「週の何日かは自宅で仕事をするようになりました」という話をする人が増えました。

一方で、

「自宅は家族との接点があり、誘惑も多い」

そう感じている方は、次なる一歩を踏み出してみましょう。出社して仕事をする必要のない方、フリーランスや自営業の方にとっては、大げさな話、人生を変える選択になるかもしれません。

静かな環境でないと集中できない――おそらく、そう考えている方が多いと思いますが、静かすぎるとかえって作業効率が落ちるという研究もあります。

一説によると、人間は70デシベル程度の物音がする環境にいると、抽象的思考や想像的思考をつかさどる脳の働きが刺激され、もっとも集中できるのだそうです。

「周囲がちょっとざわざわしているほうが、仕事をしやすい」

実際にそう口にする方も多いです。

70デシベルというと、たとえばカフェやファミレスなどの飲食店の店内の物音が当てはまります。あなたも、カフェやファミレスで仕事をしている人を見かけたことはありませんか。

じつは、カフェやファミレスは集中して仕事をする場所として理にかなっているのです。

もうひとつ、私のおすすめは日帰り温泉やスーパー銭湯です。これは時代の流れといいますか、施設内に仕事や勉強のできるコワーキングスペースを設ける日帰り温泉やスーパー銭湯が、目に見えて多くなってきています。

はっきりとコワーキングスペースという看板を掲げる施設もあれば、机とテーブルが設置された休憩室が設けられていたり、レストランを作業場にできる施設などもあります。

少し前から「ワーケーション」と呼ばれる、観光地などからリモートワークを活用した働き方が広がってきています。

時間を気にせず仕事に集中できるうえに、気分転換にお風呂やサウナに入ったり、食事をしたりすることもできます。普段、忙しくされている方にとっては自律神経を整えることもでき、一石二鳥にも三鳥にもなるでしょう。

とある出版関係者に聞いた話によると、日帰り温泉のコワーキングスペースに頻繁に滞在し、「原稿を〇〇ワード書くごとに、自分へのご褒美と集中力スイッチのオンオフの切り替えのために、サウナと水風呂に入る」というマイルールを設定して、効率よく仕事をしているライターさんがいるそうです。

そうやって、集中力をキープするための工夫をして、自分のスタイルを築くのもありでしょう。

大切なのは、自分が集中しやすいと感じる環境を見つけること。

紹介した場所を参考にしていただきつつ、集中できる場所を探してみてください。

集中力チェックシート

ここで改めて、あなたの体が集中しやすい状態にあるかをチェックしてみましょう。

1 就寝時間は日によってばらばらである。→ □

2 夜、なかなか寝つけない。→ □

3 週に1～2度、一日に1食か2食で済ませてしまうことがある。→ □

4 空腹でもないのに食べすぎてしまうことがある。↓□

5 食事の前やあとに胃が痛くなることが多い。↓□

6 仕事や勉強中、気がつくとぼーっとしていることがよくある。↓□

7 疲れるとすぐに眠くなり、昼間でもだるさを感じることがある。↓□

8 漠然とした不安を感じることが多い。↓□

9 湯船につからず、シャワーで済ませてしまうことが多い。↓□

10 1週間のうち、トータルの運動時間は1時間以下である。↓□

チェックした数が5つ以上だった人は、集中しづらい体の状態にあります。自律神経を整え、「集中に入りやすい状態」を維持するようにしましょう。

第3章

集中力スイッチの切り替えで、パフォーマンスを上げる

アスリートたちは、どのようにして集中力を上げてきたのでしょうか。ここではアスリートたちの「集中力を上げるコツ」を参考に、具体的な「集中力を高める方法」をご紹介します。

一瞬の集中力を必要としている人は何をしているのか

すべての人が「欲しい」と望んでいる集中力ですが、ことさら集中力が人生を左右するような職業もあります。

その代表ともいえるのが、プロアスリートです。

投じられた1球を打てるか否か、ディフェンスをかいくぐってシュートを決められるか否か、百分の一秒早くスタートを決められるか否かで、自分の未来が決まるシビアな世界では、持続集中力よりも、とかく短い時間に深く集中できる「短期集中力」が求められます。

では、アスリートたちはどのように短期集中力を高めているのでしょう。

その方法のひとつが、第2章でも紹介したルーティンです。

彼らの多くは、プレーの前に一定のパターンの動作をとります。練習の時点からそのパターンの動作を習慣づけておき、**試合でもその動作を行うことにより、緊張や興奮したり、不安にかられたりせず、集中力を保つ**のです。

流行語大賞にノミネートされるほど話題になったルーティンに、ラグビー元日本代表の五郎丸《ごろうまる》歩《あゆむ》さんの動作があります。五郎丸さんは、プレースキックを蹴る前に、腰をかがめて両手の指を組んで前に出し、忍者が呪文を唱えるようなポーズをしていました。

そして2015年のワールドカップでは、そのキックが冴えわたり、強豪の南アフリカを破るという奇跡を成し遂げました。五郎丸さんはこのルーティンを行うことで、スタジアムの歓声も聞こえないくらいにキックに集中できたといいます。

食事法でルーティンを確立した〝世界のイチロー〟

生活のすべてをルーティンに当てはめたのが、日米最多安打を記録したイチローさんです。

彼は翌日の試合時間から逆算して、寝る時間、起きる時間、食事の時間を決めます。球場でもネクストバッターズサークルでストレッチを行い、バッターボックスに入ったあとの所作もまったく同じでした。それこそ、打球に向かうまでの流れをすべて決めてしまうことで、ストレスフリーの状態を作り上げたのです。

イチローさんは、毎朝カレーを食べるというルーティンを続けていたことでも有名でした（のちには違う朝食に変えたそうですが、ホームゲームで自宅にいる際は、メニューは1年を通して変えなかったといいます）。

一定の食事を決まった時間に摂るという行為は、集中力を高める方法としてもとても理にかなっています。自律神経は変化を嫌うので、何か普段と違うことがあると、交感神経が高まってしまいます。おそらくイチローさんは、毎朝一定に食事を摂ることで、試合に集中しやすくなるよう、自律神経のリズムを保っていたのでしょう。

　同じものを食べ続けたことで伝説になっている棋士には、中学生でプロになり「神武以来の天才」と呼ばれた加藤《かとう》一二三《ひふみ》さんがいます。加藤さんは、将棋会館で対局があるときは、昼食と夕食に必ず同じ店の鰻重の出前をとっていました。しかも昼の鰻重代は片方のポケット、夜の鰻重代はもう片方のポケットに用意をしておくという念の入れようだったといいます。そして驚くべきことに、彼は〝毎食鰻重〟のルーティンを数十年にわたって続けていました。

　将棋における食事の注文は、対局中のいいタイミングで記録係が聞きに来ます。加藤さんは、将棋の途中で「何を食べようか」と考えることで集中力を切らさないようにするために、同じ鰻重を食べると最初から決めていたそうです。

集中のスイッチとして
ルーティンを決めておく

私たちのような一般人にも、ルーティン動作は集中力を高める効果があります。

山口県立大学の「ルーティン動作が非アスリートの集中力と作業精度に及ぼす効果」という研究では、ルーティン（袖をまくる、手を組む、腕を組むうちのひとつを選んでもらう）ありの人となしの人がダーツを投げた際、ルーティン動作を行った人のほうが集中力は増し、ダーツの精度が上がったという結果も出ています。

集中力を引き上げるためには、ルーティンを取り入れるのがベターなのです。

さすがに、毎朝カレーを食べろとはいいませんが（飽きてしまいますよね）、起床時間や食事の時間を一定にすることはできるでしょう。そうすれば、自律神経は保たれやすくなります。

集中するときのスイッチとなるルーティンを決め

クワークに集中するときにはジャケットを脱ぐ、腕まくりをする、はちまきをして気合いを入れる、などなど……。これらをあらかじめ決めておけば、集中力のスイッチが入りやすくなります。

また、失敗したときや叱責されたあとは深呼吸をする、手を洗う、水を飲んで気持ちを落ち着かせる、といったことを前もって決めておけば、パニック状態を引きずらずに、その後に心の平穏を取り戻しやすくなります。

自律神経は変化を嫌います。そして集中力を発揮するためには、自律神経のバランスを適度に保っておかなければなりません。

生活のなかでできる部分をルーティン化してストレスを軽減し、集中力スイッチとしてのルーティンも決めておけば、ここぞというところで集中力を発揮しやすくなるのです。

いざというときに集中する方法

緊張してしまって集中できないという経験は誰にでもあると思います。

学生時代なら試験や部活動の試合、ビジネスパーソンなら重大な仕事を任されたときや大人数を前にしたプレゼンテーション。

こういった大舞台の前では、誰しもが大なり小なり緊張をするものです。

そして、「緊張しないようにしよう」「もっと集中しなければ」と心に強く念じるのですが、念じれば念じるほど緊張感は増していきます。頭に浮かんでくるのは「失敗したらどうしよう」といったネガティブな感情ばかり。こうなると、ますます集中どころではなくなってしまいます。

なぜ「緊張しないように」と思えば思うほど緊張してしまうのか。

それは、大舞台という非日常を前にしたストレスが、自律神経に影響を与えているからです。

大きなストレスがかかると、交感神経の働きが活発になり、心拍数も急激に上がります。これが緊張という心理状態を作り上げています。

自律神経は自分の意志とは関係なく24時間働き続ける機関です。それゆえに、「緊張しない」という意志を持っても、それとは無関係に心拍数は上がり、緊張も解けないのです。

■水を飲む

緊張しているときに、それをやわらげるいちばん簡単な方法は、「水を飲む」です。

脳で考えても副交感神経を上げることはできませんが、腸は副交感神経の支配下にあります。水を飲んで腸を刺激すれば、副交感神経も刺激されるので、心拍数が下がっていき、集中できる状態が作れます。

ドラマや映画で、パニックに陥っている登場人物に「まあ落ち着け」とコップに入った水を渡すシーンがよく見られますよね。あれは科学的にも理にかなった行動なのです。

極度に緊張しているときに限らず、水を飲むのは自律神経を整える効果があります。朝起きたときに飲む1杯の水は、心と体のリズムを作ってくれます。

■深呼吸をする

もうひとつ大きな効果があるのが、「ゆっくりと深呼吸をする」ことです。

交感神経が上がり、心拍数が上がっている状態では、自然と呼吸は浅く激しくなっています。脳に酸素も行き渡りにくくなるので、集中とはほど遠い状態になってしまいます。

そんなときに、ゆっくりと深呼吸をすれば、副交感神経が優位になり、心拍数は下がっていきます。

その深呼吸は、前述もしましたが、「鼻から息を3〜4秒吸い、口から6〜8秒吐く」1：2（ワンツー）呼吸法です。

この呼吸法は、ヨガや禅などの修行にも取り入れられています。呼吸が自律神経を整え、集中状態を作ってくれることを、自律神経といった概念のない時代から先人は経験則として知っていたのでしょう。

少し時間がとれるなら、より緊張や不安を払拭するために考えた、次のアレンジ呼吸法を試してみてください。

①椅子に座って背筋を伸ばし、両手で体を包むように腕組みをする。

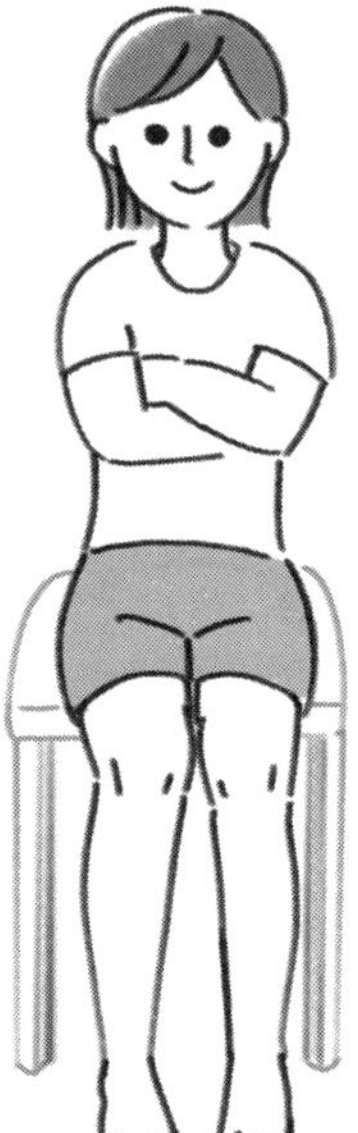

②両腕で体を抱きしめながら、鼻から3〜4秒かけて息を吸う。

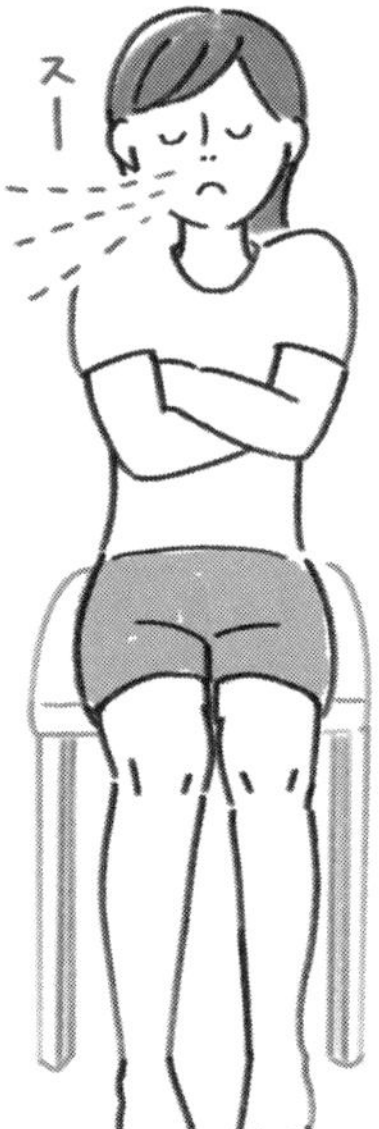

③口から6〜8秒かけてゆっくりと息を吐く。

④この動作を10回ほど繰り返す。

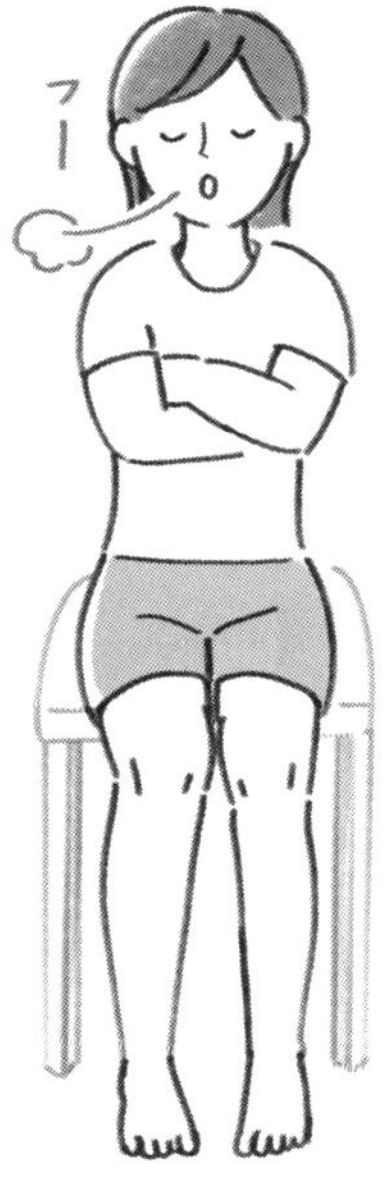

これで副交感神経が優位になり、緊張や不安は解消されていきます。そして緊張がほぐれれば、それだけ集中しやすくなります。自動運転している自律神経のなかで、呼吸は自分でコントロールできる唯一の行為です。

緊張をほぐすためには、まず深呼吸。

昔からいわれていることですが、緊張しているときは、それすら忘れてしまうもの。いざというときに集中力を発揮できるようにするため、「緊張したときは深呼吸」の習慣をつけましょう。

■ガムを噛む

プロ野球選手、とくに外国人選手やメジャーリーガーには、ガムを噛んでいる選手をよく見かけます。

このガムにも、集中力を高める効果があります。

咀嚼などのリズム運動は、幸せホルモンといわれるセロトニンの分泌を促し、リラックスした状態のときに発生するα波が出ることも判明しています。さらに脳の血流もよくなるので、集中しやすい状態にしてくれるのです。

ガムの集中効果は、いくつかの実験でも証明されています。

アメリカのセント・ローレンス大学の心理学者チームが、大学生を対象に、ガムを噛んでから、あるいは噛まずに複数の認知テストを行ってもらいました。結果は、ガムを噛んだ学生のほうがテストで高いパフォーマンスを残しました。

ガムを噛むと脳の血流もよくなり、咀嚼のリズムによって副交感神経が高まるため、自律神経も安定します。結果、集中力も高まるのです。

■関係のない景色を見る

人間は緊張をすると視野が狭くなります。

太古の時代、猛獣との遭遇など、身の危険を感じたときに、視野を狭めて危機に集中するために、このような構造になっているのかもしれません。

内側に狭く集中するぶんには、視野が狭い集中でも大きな問題はないのですが、内側に広く集中、または外側に狭く・広く集中する場合、視野の狭さは大きな問題になります。周りが見えなくなってしまうため、大事なことを見落としてしまったり、ケアレスミスを犯しやすくなったりするからです。

こうした失敗を防ぐためには、窓の外の風景を見たり、会場にいるメガネをかけた人の数を数えてみたりして、視野を広くするのが効果的です。見るものがないのであれば、目玉をキョロキョロと動かすだけでも、視野は少し広がります。

究極の集中力＝ゾーンへの入り方

スポーツ選手などから「ゾーンに入った」という言葉を耳にすることが最近増えています。

ゾーンとは、究極の集中力を発揮している短期集中力の理想形です。

古くから知られているゾーンのエピソードといえば、プロ野球の巨人の元選手で〝打撃の神様〟と呼ばれた川上《かわかみ》哲治《てつはる》さんの、「ボールが止まって見えた」ではないでしょうか。

川上さんは極度のスランプに陥ったとき、練習場で打ち込みの特訓をしました。悩みを忘れて、無我夢中でボールを打ち返しているうちに、ボールが止まって見える感覚を得ました。

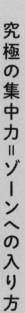

その集中力はすさまじく、気がつくと時間がものすごくたっており、ヘトヘトになった打撃投手の「もう勘弁してください」の言葉でようやく我に返ったといいます。

この特訓後に川上さんはスランプを脱し、翌年にはその後35年間にわたって破られないセ・リーグの打率記録を樹立します。

50年前の「ゾーンに入った」経験

打撃の神様とは比べものにならない話ですが、じつは私にも中学野球で似たような体験があります。

私は中学2年生のときにチームの四番を任されていました。地区大会の決勝戦、0対0の最終回、ランナー3塁で、私に打順が回ってきました。でも、マウンドに立っているのは、有名高校からスカウトが来るような好投手。最初は「四球を選ぼう」と考えました。

ところが、いいピッチャーだったのでストライクしか投げてくれません。仕方なく打ちに行くのですが、球威があるので全部ファールになってしまいます。

でも、7球くらいファールで粘っていると、だんだんとタイミングが合ってきました。次の球をピッチャーが投げた瞬間、「あ、これはヒットになる」となぜか私は確信しました。バットを振り抜いたら、予感どおりにセンター前。チームはサヨナラ勝ちを収めることができました。

もう50年も前の出来事ですが、あのときのボールの軌跡も、打った感触も、今でもはっきりと覚えています。

当時は「ゾーン」という言葉は知りませんでしたが、ヒットを打った一球は、相手の呼吸と自分の呼吸が一致しているのがわかりました。私が自律神経の研究を始めた原点は、この体験にあると思っています。

普通の中学生だった私が体験しているくらいですから、ゾーンは特別な人だけのものではありません。

復習をせずにテストを受けたのに過去の記憶が次々と浮かんでスラスラと解けたり、締め切り間近になって机に向かったら文章が続々とわいてきたり、普段は下手なのにダーツで全部の矢がど真ん中に刺さっていったり、負けているのを開き直って麻雀を打っていたら相手の待ちが全部透けて見え出したり……。

こういった状態は、ゾーンに入っている可能性があります。

ゾーンに入るには、あきらめることが大事

ことわざにある「火事場の馬鹿力」も、いわゆるゾーンに入った状態を指しています。人間が究極に集中すると、自分の想像以上の力を発揮できるのです。

人がゾーンに入れるのは、自律神経が究極の安定状態になっているときです。

自律神経が安定しているので血流はよくなり感覚も鋭くなる——だからいつも以上の力を発揮できるのです。

そして、ゾーンに入るために重要なのが、「あきらめる」ことです。目の前にあることをあきらめるというネガティブな意味ではなく、目の前にあること以外のすべてを「あきらめて（忘れて）」集中するのです。

ボールが止まって見えた川上さんは、スランプに陥っている現状を忘れて、球を打ち返すことだけに集中したため、ゾーンを会得できたのだと思います。

かくいう私も、四球で出ることをあきらめて、投げられた球を打ち返すことだけに集中したから、ゾーンに入ることができました。火事場で馬鹿力を出せるのも、燃えている家や、ましてや自分の命すら忘れて、「家財道具を持ち出す」ことのみに集中するからでしょう。

実際の生活に置き換えてゾーンについて考えてみましょう。

たとえば、どうやっても間に合わないような量の仕事を振られることがあると思います。

大量の仕事を目の前にすると、

「締め切りに間に合わなかったらどうしよう」

「量をこなせても質がともなわないだろうか」

「家に帰れるかな……。家族に迷惑をかけるかもしれない」

こんな負の感情が浮かんできます。

こういった悩みや迷いを抱えたままでは、ゾーンに入ることはできません。悩みや迷いは自律神経を乱れさせるからです。

まずは「目の前の仕事をこなすだけ」と開き直ることが大切です。

コツコツと仕事を進めているうちに、ゾーンに入っていきます。ゾーンに入ると時間も周囲の雑音も悩みもまったく気にならなくなるので、驚異のスピードで仕事は進んでいくでしょう。

迷えば迷うほど、自律神経は乱れる

ゾーンに入る入らないの話は別にしても、迷いをなくすことは人生を豊かに生きていくコツだと思います。

私たちの生活は選択の連続です。何を食べるのか。何を着て外出するのか。職場に行けば、それこそ選択だらけでしょう。

選択が正解のときもあれば、失敗に終わることもあります。しかし、選択をする瞬間に迷わないことが重要です。迷えば迷うほど自律神経は乱れていき、集中力を発揮できなくなっていくからです。

とはいえ、迷いを消すのは簡単なことではありません。どんな一流の人でも迷いと向き合っています。だからこそ、「迷いをなくすこと」をつねに意識しておかなければ、私たちは迷いにとらわれてしまいます。

迷いをなくすことを心がけながら、健やかな生活を送ってください。すると自然と集中力は高まり、あなたもゾーン体験ができるかもしれません。

「パレートの法則」にならい、効率的に集中する

「パレートの法則」という言葉を聞いたことがあるでしょうか。

これはイタリアの経済学者ヴィルフレド・パレートが19世紀に発見したもので、簡単にまとめると『上位20％が全体の80％の成果を生み出している』というものです。

「80：20の法則」ともいわれます。

ビジネスにおいては、「売上の8割は、2割の顧客によって生み出されている」「売上の8割は、全商品のなかの2割によって生み出されている」といった事柄を説明する際に使われます。

ちなみにアリの生態を研究してみたところ、「よく働く2割のアリが8割の食

料を集めてくる」という結果があったといわれています。余談になりますが、2割の働きアリを集団から取り除くと、残りの8割のなかから、新たな2割の働きアリが生まれるそうです。

すべての事柄が80：20に収まるわけではないですが、「本当に重要な事柄は2割程度しかない」ということなのかもしれないですね。

限りある集中力を効率よく使う

これを自身の仕事に置き換えてみましょう。

1カ月のなかでやるべき仕事は山のようにあると思います。もちろん、どの仕事も大切だとは思いますが、あえてそれを分類してみてください。

自分自身が集中してやらなければいけない成果の高い仕事、やらなければいけないものの成果の低い仕事、集中しなくてもルーティン作業でこなせる仕事、自分がやらなくてもいいor人に任せることができる仕事、などに分けることができると思います。

高い集中力を発揮できる時間には限度があります。個人差はあるにしても、だいたい90分が限度です。90分集中したあとは、しばらく休憩・気分転換をしなければ、次の集中力を発揮できません。

パレートの法則に従えば、**自分が集中してやらなければいけない成果の高い仕事は、せいぜい2割程度**ということになります。

まずはこの2割に集中するのです。

自律神経を整えて、集中できる心と体を作り、「いざ今から集中するぞ」というときには、成果の高い仕事からこなしていきましょう。

そして集中力が切れたら、ルーティン作業の仕事をこなし、しばらく時間がたったあとに、再び集中力が必要な仕事をこなす――これで仕事の効率は上がるはずです。

そんなに簡単にはいかないよと思うかもしれません。

ただ、ここで覚えておいてもらいたいのは「集中力にも限度がある」ということです。〝ここぞ〟という場面で集中し、集中しなくてもいい場面ではリラックスしながら流しましょう。勤務時間中に、集中できる90分をなるべく多く作る、という発想が大事になってきます。

パレートの法則に従えば、本当に集中力が必要な仕事というのは案外2割程度ということが、見えてくるかもしれませんよ。

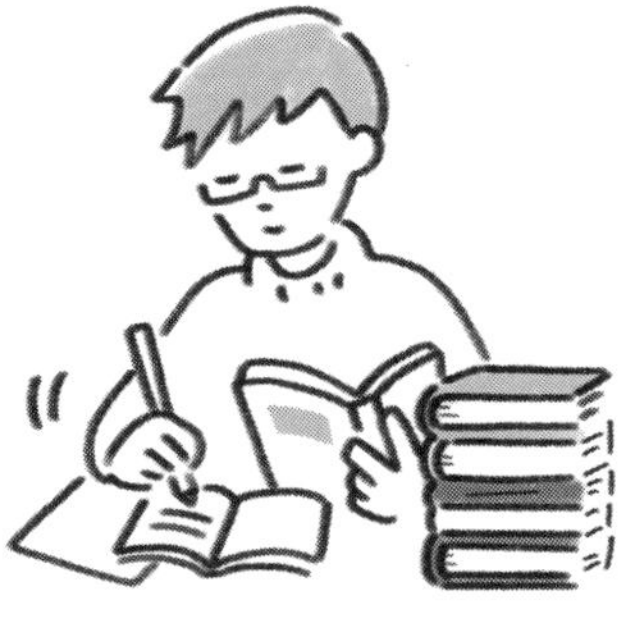

第 4 章

噛むことで、集中力は上がる

今すぐ手軽に集中力を上げる方法——
それは噛むこと！
ここでは「噛むこと」による集中力のアップと
健康効果について、ご紹介します。

咀嚼力を上げると、集中力と健康が手に入る

ここまで、集中力を上げる方法を紹介してきましたが、そのなかでも集中力にプラスして、健康状態の改善にも大きく関わるものに「咀嚼」があります。

私たちは、食べ物のかたまりを噛み砕いて、唾液と混ぜ合わせて、飲み込みやすい大きさにするために咀嚼をします。小さくなった食べ物は胃で消化しやすくなり、腸での吸収を助けるので効率的に栄養を得られます。

では、はじめから咀嚼の必要のない流動食を食べれば、もっと消化・吸収が楽になるのでさらに健康的かというと、じつはそうではありません。人が咀嚼を行わなくなると、体にさまざまな変調をきたすようになります。

なぜ健康維持のために咀嚼が必要かというと、一定のリズムで口を動かす咀嚼行為は、あご、口の中、顔などの感覚センサーが刺激され、大量の感覚情報が脳に送られるからです。

それによって自律神経、とくに副交感神経が優位になり、腸の消化活動も活発になります。また、**咀嚼のリズム運動は、幸せホルモンのセロトニンの分泌を促します。**

人間が誕生したときには、噛まずに飲み込めるような柔らかい食べ物はありませんでした。

いにしえからの体の機能に「咀嚼をする、イコール、栄養が摂れるので幸せ」という感覚がインプットされているのかもしれません。栄養を吸収しやすくするためだけでなく、「噛むという行為」自体が大切なのです。

パフォーマンスを上げたければ、ガムを噛めばいい

さらに咀嚼は、脳にある海馬を刺激して血流量を増やし、前頭葉を活性化することもわかっています。

前頭葉は、集中力や注意力をつかさどる部位です。この点からいっても、**咀嚼には、直接的に集中力を高める働きがある**のです。

よって、食事はよく噛んで行うようにしてください。厚生労働省は、より健康的な生活を目指すために、「噛ミング30（カミングサンマル）」を推奨しています。

よく噛んで食事をすると、太りにくい体が手に入れられます。

そして太りにくい食生活は、自律神経の改善にもつながり、集中力の向上にも結びついていきます。

食事の時間以外に、咀嚼を取り入れて集中力を高める手段には「ガムを噛む」という方法があります。私はアスリートのパフォーマンス向上のサポートもしているため、簡単に取り入れられて効果も出やすいガムはたいへん重宝しています。医学的にもガムと集中力に関する実験はさまざまな論文で紹介されています。

75ページでも紹介しましたが、東京歯科大学の研究者らが発表した論文にて、健康な男女13名がガムを噛んでいないときとガムを噛んでいるときに、問題への反応速度や正答率に違いがあるかを調べた結果、ガムを噛んでいるときのほうが、反応速度も正答率もよくなることがわかったそうです。また、ガムを噛んでいるときのほうが、前頭葉が活性化されているというデータも出ました。

少し古い論文になりますが、２００９年の『Psychological Reports』に掲載された実験では、小学校３年生85名をガムの咀嚼の有無に分けて、記号を判別させる集中テストを実施しています。

最初は咀嚼の有無にかかわらず集中力が向上したのですが、終盤になるとガムを噛んでいる子どものほうが好成績を維持しました。こちらも、ガムを噛むことが集中力維持に役立つことを示唆しています。

似たような研究では、ガムを噛みながら14週間勉強をした中学生と、噛まずに14週間勉強をした中学生に勉強の前後で数学のテストを受けさせたところ、ガムを噛んだ中学生の点数の伸びが大きく、高齢者に写真を記憶させたところ、噛まない場合よりガムを噛んで覚えたときのほうが記憶力が高かったというものもあります。

自律神経は自らコントロールをするのが難しいのですが、深呼吸、ウォーキング、そしてガムを噛むなどのリズム運動で、整えることが可能です。とくにガムは、直接的に脳にも働きかけ、作業をしながら噛むことができるので集中力アップのアイテムとして活用できます。

まさにリズミカルにガムを噛む「リズミ噛む運動」で、集中力を引き上げ、パフォーマンス向上に役立ててください。

プレッシャーやストレスは、ガムでやわらげる

集中力を向上し、パフォーマンスをアップさせるためにガムを利用しているアスリートはたくさんいます。

試合中に顔の映像がアップで流れる野球選手がガムを噛んでいるシーンは、よく見かけるでしょう。

私の所属する順天堂大学の医学部とスポーツ健康科学部では、２０２０年度から、千葉ロッテマリーンズの選手たちが年間を通してパフォーマンスを発揮できるための環境作りに協力をしています。その取り組みのなかでも、「噛むこと」は、免疫力アップのみならず、肥満の防止やストレスの緩和、自律神経を整えるなど、体全体によい影響を与えることがわかっています。野球選手たちはガムを

噛むことで、試合中に集中力を高めたり、精神の安定を得たりするのはもちろんのこと、日々の健康管理にも役立てているのです。

試合中の映像が引きになることがほとんどのため気づかないケースも多いのですが、有名なサッカー選手にもガムを利用している人は多くいます。

元日本代表の中澤佑二《なかざわゆうじ》さんは、試合前のアップ中にガムを2粒、前半に2粒、後半に2粒噛んでいたといいます。ガムが集中力を引き上げてくれるだけでなく、これが試合に挑むときのルーティンにもなっていたのではないでしょうか。

同じく元日本代表で、ドイツでも活躍した内田篤人《うちだあつと》さんは、試合中に原因不明の吐き気に悩まされていました。世界中の何億人というファンから注目されるサッカー選手がピッチに立ったときのプレッシャーやストレスには、想像を絶するものがあるのでしょう。

この吐き気が、ガムを噛むことによって改善されました。ガムを噛むと口から唾液が出ますが、唾液には消化を促す働きがあるため、消化器からの逆流を防ぐことにつながったのです。

また、ガムの自律神経を整える効果が、ストレスを緩和してくれたという面もあると思います。

ほかにも、長友佑都《ながともゆうと》選手や、清武弘嗣《きよたけひろし》選手などにも、試合中にガムを噛むエピソードがあります。


現在では一般のガムよりも硬さがあり、噛むことに注力したスポーツ専用のガムも発売されています。これからますます、スポーツの分野においてガムを噛むことは注目されていくのではないでしょうか。

「噛むこと」への意識を高めると、運動能力も高まる

そして、組織をあげて「噛むこと」でパフォーマンスアップを狙うチームもあります。

Jリーグの強豪チームの川崎フロンターレは、２０１９年からロッテの「噛むこと研究部」のサポートを受けています。その効果の影響があったのか、チームは２０２０年度の天皇杯を優勝し、２０２０年と２０２１年のJリーグを連覇しました。

アジアリーグアイスホッケーに所属するレッドイーグルス北海道（王子製紙アイスホッケー部が母体のプロチーム）も、２０２２年のシーズン前に、東京歯科大学の武《たけ》田《だ》友孝《ともたか》教授を招聘《しょうへい》。噛むことの大切さを説く口腔健康セミナーを実施し、選手の咬合力《こうごうりょく》と左右バランスを測る、噛むチカラ測定を実施しました。

同チームも22－23シーズンで２位になっています。

なぜ「噛むこと」を研究するとチームの成績が上がるのか？

集中力が上がるのはすでに説明をしたとおりです。それに加えて、アスリートが力を発揮するためには、噛み合わせも重要なことがわかっています。人は体を動かすときに、奥歯を合わせて噛む動作をしますが、歯を噛みしめることで、

「これから動く」という情報を脳に伝達しているのです。

とくに、一気に加速をするとき、重たいものを持ち上げるとき、全体重を体に乗せてパンチを繰り出すときなどは、歯を食いしばります。一説によれば、噛む力によって筋力は５％前後アップするといわれています。５％というとたいしたことがないように思うかもしれませんが、鍛えられた筋肉の５％は相当なパフォーマンスアップです。

逆にいうと、噛み合わせが悪いと、このパワーアップ効果が望めません。必然的に、体のバランスも悪くなります。どんなスポーツであっても、体のバランスが悪いと結果を出すのは難しいものです。

古くからボクシングやアイスホッケーの選手はマウスガード（マウスピース）をつけていましたが、最近はラグビーやアメフトといったコンタクトスポーツ、野球やゴルフやスキーなどでもマウスガードが普及しています。

噛む力が「全身の筋活動アップ」と関連していることや、正しい噛み合わせが「重心・姿勢の安定」などと関連していることはすでに研究で報告されており、ガムを使ったアスリートへのサポートも拡大しています。

トップアスリートやプロスポーツチームに限らず、スポーツを楽しむすべての方々は、噛むことでさらなる運動能力の向上を目指してみてはいかがでしょうか。

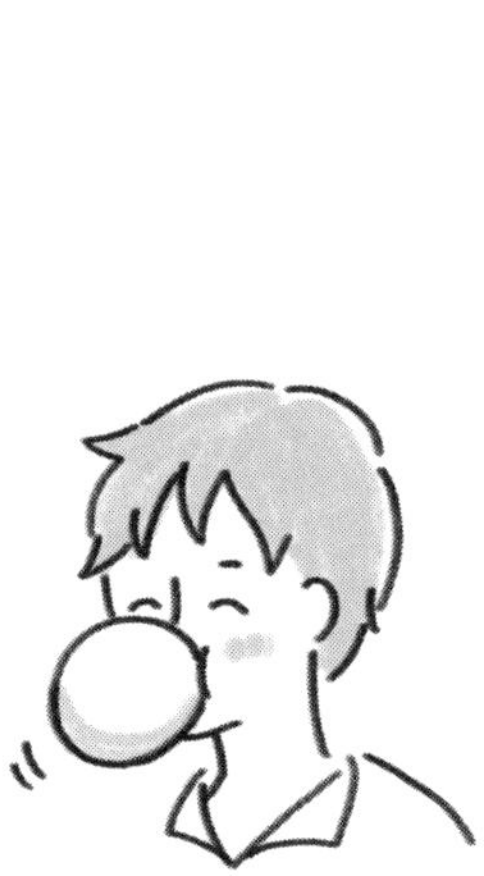

噛むことで免疫力がアップし、自律神経も整う

噛むことには集中力向上以外にもさまざまなメリットがあります。

そのひとつが美容効果です。

咀嚼回数を増やすと、自律神経が整います。消化酵素を含んだ唾液が出やすくなるので腸内環境も整いやすくなります。

肌のよし悪しを決めるのは腸内環境という説があるので、腸内環境が整えば、おのずと美肌効果が得られます。

唾液にはパロチンという若返りホルモン（皮膚の新陳代謝を促進）や、ＥＧＦ（肌細胞の再生を促進）といった成分も含まれているので、これらの効果も美肌に役立ち

ます。

顔にある表情筋や骨格筋は、口まわりの筋肉を動かすことによって鍛えられます。一日に3回ガムを噛む行為を8週間実施したところ、ガムを噛まなかった人に比べて、フェイスラインがシャープになったという報告もあります。

高いエステや美容液に頼らなくても、ただただ噛むだけで美しい肌に近づけるのですから、試さない手はないですよね。

もちろん個人差があるので、必ずしも美容効果が得られるわけではありませんが、噛む回数を増やすことが健康や生活習慣病予防に寄与するのは間違いないのです。

口の中が乾燥すると菌が繁殖しやすくなってしまう

免疫力アップの効果も報告されています。

噛む回数を増やすことによって唾液の分泌は増えます。唾液の99％は水分なのですが、残りの約１％に健康に役立つさまざまな成分が含まれています。

その成分のひとつが、ＩｇＡ（免疫グロブリンＡ）です。これは唾液に含まれる抗菌物質のひとつで、口の中に入り込んだ有害なウイルスや細菌にくっついて、体内に入るのを防いでくれます。

私も共同で参加した研究では、何も食べない場合のＩｇＡの分泌量を１とすると、タブレットを摂取して５分間では約１・８倍、ガムを５分間噛んだ場合は約２・５倍に増加するという結果が出ました。


ほかにも、唾液に含まれるリゾチーム、ペルオキシダーゼ、ラクトフェリンなどの成分が細菌の繁殖を阻害する働きを持っています。

口の中が乾燥すると、細菌が繁殖しやすくなります。周りを不快にさせる口臭なども、口の乾燥が一因です。これらを防ぐため、口の中はある程度の潤いを保っておくためにも、ガムなどを噛む行為は有効なのです。

噛むことは認知症予防にも

噛むことで、眼の疲れが取れるというデータもあります。

2019年に発行された『日本咀嚼学会雑誌』では、11名の健常者にガムを噛みながら60分間パソコン作業をしてもらい、眼の疲れやピント調節への影響を調べました。

すると、タブレットを食べながら作業をした人に比べて、ガムを噛みながら作業をした人のほうが、眼の疲れを抑制し、ピント調節機能の低下を抑制したという結果が出ました。

ガムを噛むことで、白目の部分の血流がよくなり、眼の筋肉のこりを改善するためだと考えられています。

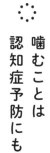

また、噛むことは認知機能に効果があるともいわれています。

ガムを噛みながら勉強やテストをしたほうが集中力が上がり、好結果が出たという研究結果は前述しましたが、この結果は高齢者にも当てはまるのです。噛むことで、海馬などの脳血流が増加します。海馬は記憶をつかさどる部位で、よく噛むことは認知機能低下を抑えることにもつながります。

集中力アップの話からは少し逸れてしまったように感じるかもしれません。しかし、美肌のためによく噛んで食事をして腸内環境が整えば、自律神経も整います。ＩｇＡの量が少なく、インフルエンザなどの病気になってしまうと集中力を発揮することはできないでしょう。

目の疲れやピントのズレも、集中力の阻害要因です。

よく噛んで、自律神経を整えて、美しく健康な体を維持しておけば、集中力を発揮できる体になります。

「噛むこと」は、結局は集中力につながってくるのです。

みなさんも意識をしながら食事を摂ってみてください。

おわりに

「集中」とは、物事や意識などをひとつのところに集めることをいいます。

したがって、本書のタイトルにも使われている「集中力」とは、「ひとつのことに意識を集める力」という意味になります。

本書内でもご説明しましたが、現代は「集中力が保ちにくい」状態にあります。情報の洪水のなかで、ひとつのことだけに意識を集めた状態を維持するのは、確かに難しいことでしょう。

しかし、それがいくら環境や社会のせいであっても、集中しなければならない場面は日々起こり得ます。試験や発表、勝負事など、ここぞという瞬間はもちろんのこと、日々のタスクをこなすうえでも集中力は必要です。

自律神経の乱れが万病のもとになるということは、これまでにも再三申し上げてきましたが、それは「集中力」にも当てはまります。
乱れた自律神経をほったらかしにしておくと、いつまでたっても集中力を高めることはできず、仕事や勉強でも実力を発揮することができなくなってしまいます。

自律神経を整え、自身の状態を安定させ、集中力の「スイッチ」を入れる。
このスキームを作ることができれば、日々のタスクもさくさくとこなせるようになり、心も体も健康な状態を保つことができるのです。

本書を参考に自律神経を整え、そして集中力のスイッチを手に入れることで、人生のパフォーマンスを上げていきましょう。

小林弘幸

小林弘幸（こばやし・ひろゆき）

順天堂大学医学部教授。日本体育協会公認スポーツドクター。

1960年、埼玉県生まれ。1987年、順天堂大学医学部卒業。

1992年、同大学大学院医学研究科修了。

ロンドン大学付属英国王立小児病院外科、トリニティ大学付属医学研究センター、アイルランド国立小児病院外科での勤務を経て、順天堂大学小児外科講師・助教授を歴任する。

自律神経研究の第一人者として、プロスポーツ選手、アーティスト、文化人へのコンディショニング、パフォーマンス向上指導にかかわる。

『医者が考案した「長生きみそ汁」』『結局、自律神経がすべて解決してくれる』（小社刊）など、著書多数。

自律神経の名医が教える集中力スイッチ

発行日　2023年 12月 13日　第1刷

著者　　小林弘幸

本書プロジェクトチーム
編集統括　柿内尚文
編集担当　大住兼正、長野太介
編集協力　天野由衣子（コサエルワーク）、岡田大
ブックデザイン　山之口正和、齋藤友貴（OKIKATA）
イラスト　キリ
校正　東京出版サービスセンター
DTP　藤田ひかる（ユニオンワークス）

営業統括　丸山敏生
営業推進　増尾友裕、綱脇愛、桐山敦子、相澤いづみ、寺内未来子
販売促進　池田孝一郎、石井耕平、熊切絵理、菊山清佳、山口瑞穂、吉村寿美子、矢橋寛子、遠藤真知子、森田真紀、氏家和佳子
プロモーション　山田美恵
講演・マネジメント事業　斎藤和佳、志水公美

編集　小林英史、栗田亘、村上芳子、菊地貴広、山田吉之、大西志帆、福田麻衣
メディア開発　池田剛、中山景、中村悟志、入江翔子
管理部　早坂裕子、生越こずえ、本間美咲
マネジメント　坂下毅
発行人　高橋克佳

発行所　株式会社アスコム

〒105-0003
東京都港区西新橋2-23-1　3東洋海事ビル
編集局　TEL：03-5425-6627
営業局　TEL：03-5425-6626　FAX：03-5425-6770

印刷・製本　中央精版印刷株式会社

Printed in Japan ISBN 978-4-7762-1320-8

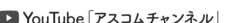